I0073735

EXPOSITION UNIVERSELLE DE 1

A PARIS

RAPPORTS DU JURY INTERNATIONAL

PUBLIÉS SOUS LA DIRECTION

DE M. MICHEL CHEVALIER

L'HISTOIRE NATURELLE MÉDICALE

A L'EXPOSITION UNIVERSELLE

PAR

M. AD. CHATIN

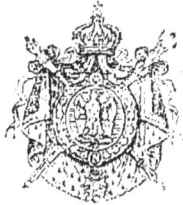

PARIS

IMPRIMERIE ET LIBRAIRIE ADMINISTRATIVES DE PAUL DUPONT

45, RUE DE GRENELLE-SAINT-HONORÉ, 45

1867

EXPOSITION UNIVERSELLE DE 1867

A PARIS

RAPPORTS DU JURY INTERNATIONAL

PUBLIÉS SOUS LA DIRECTION

DE M. MICHEL CHEVALIER

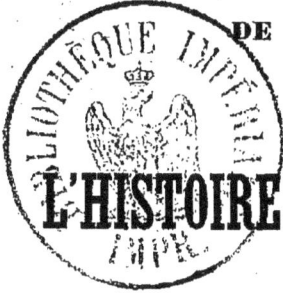

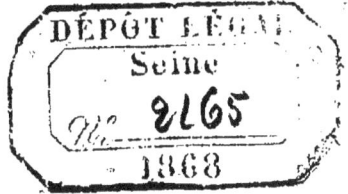
DÉPÔT LÉGAL
Seine
№ 2165
1868

L'HISTOIRE NATURELLE MEDICALE

A

L'EXPOSITION UNIVERSELLE

PAR

M. Ad. CHATIN

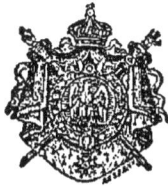

PARIS

IMPRIMERIE ET LIBRAIRIE ADMINISTRATIVES DE PAUL DUPONT

45, RUE DE GRENELLE-SAINT-HONORÉ, 45

—

1867
1868

Te 140
11

L'HISTOIRE NATURELLE MÉDICALE

A

L'EXPOSITION UNIVERSELLE

—

CHAPITRE I.

APERÇUS GÉNÉRAUX.

L'Exposition universelle, si riche, si variée par les productions de l'industrie et des arts, laisse à désirer pour ses collections d'histoire naturelle médicale. Ce n'est pas toutefois que celles-ci manquent d'intérêt. On peut même dire, eu égard au scepticisme médical de notre temps, qui a fait abandonner à peu près complétement par les praticiens d'Europe la matière médicale de leur pays, eu égard à l'état de guerre des républiques de l'Amérique du Sud, la grande officine des produits naturels de notre thérapeutique, que l'histoire naturelle médicale dépasse, à l'Exposition universelle, toute légitime attente. Mais hâtons-nous de reconnaître que l'honneur en revient, pour la plus grande partie, à notre administration des colonies; pour le reste, au Brésil, dont le gouvernement s'est distingué entre ceux de l'Amérique du Sud par les nombreux et remarquables produits qu'il expose; à l'Angleterre, qui, ainsi que nous le verrons, ravit à l'Amérique, pour ses colonies dans les Grandes-Indes, les plus importantes de ses productions végétales; à la Turquie, qui est sérieusement en progrès.

On ne saurait douter que, parmi les objets d'histoire naturelle médicale qui figurent à l'Exposition, un bon nombre ne doivent leurs vertus qu'à la croyance populaire d'indigènes toujours disposés au merveilleux, ou à une pratique médicale insuffisamment autorisée. Mais d'autre part, nous sommes très-fondés à espérer, par ce qu'elles nous ont déjà fourni d'incontestablement important, de sûrement efficace, (le Quina, l'Ipécacuana, le Jalap, le Kousso, la Noix vomique, la Salsepareille, etc.), que les contrées chaudes de l'Amérique, de l'Asie et de l'Afrique ont encore à donner d'utiles, d'actifs agents à la thérapeutique européenne. La fève de Calabar et le Mussenna, d'introduction récente dans celle-ci et d'effets si remarquables, sont là pour relier nos vieilles conquêtes à celles qui restent à faire.

Mais ce n'est pas à dire que les productions des pays tempérés, ou même froids, ne méritent plus notre attention. Au milieu du naufrage (où plus d'une bonne épave est à rechercher) de notre histoire naturelle médicale indigène, la Digitale et le Vératre, si énergiquement hyposthénisants, ont justement surnagé, et, s'il faut en croire des observations cliniques toutes nouvelles, le *Veratrum viride* des États-Unis posséderait, à une plus grande puissance, les vertus du *Veratrum album* de nos Alpes, dont il est cependant à peine une variété botanique. La racine du Grenadier et le rhizome de la Fougère mâle ne sont-ils pas des tænifuges aussi sûrs que le Mussena et le Kousso? N'at-il pas été établi, par les analyses de Bénard et de Réveil, que l'opium retiré à Amiens des capsules du Pavot noir contient jusqu'à $\frac{20}{100}$ et $\frac{25}{100}$ de morphine, tandis que les meilleurs opiums de Smyrne en renferment à peine $\frac{10}{100}$ à $\frac{12}{100}$, proportion qu'Aubergier trouve à Clermont dans le Pavot du Levant? Nos Ciguës, la Belladone, et tant d'autres solanées, le Colchique, ne sont-ils pas ou d'actifs agents médicamenteux ou de redoutables poisons, suivant la main qui les emploie? Et combien notre climat n'est-il pas favorable à l'élaboration des principes sulfo-azotés qui donnent aux crucifères, notamment au Cresson, leurs incontestables vertus antiscorbutiques? Ne dédaignons donc plus autant la matière médicale indigène.

Une tâche importante incombe aux pharmaciens et aux médecins pour enrichir notre thérapeutique de ceux des produits, nouveaux pour elle, qui ont été envoyés à l'Exposition, et entre lesquels le triage, mais un triage intelligent, sévère sans scepticisme, doit être opéré. Aux premiers, l'analyse chimique pour isoler, s'il y a lieu, leurs principes actifs, et l'adaptation aux meilleures formes médicamenteuses ; aux seconds, les observations cliniques entourées de toutes les garanties que peut donner la science médicale actuelle.

Pour ne citer que quelques faits, il y a à rechercher dans les racines du *Veratrum* d'autres principes que la vératrine, celle-ci offrant seule, à l'exclusion de la poudre, de l'extrait ou de la teinture, une action tétanique. Le *Mururé*, dit mercure végétal dans les provinces septentrionales du Brésil, où les habitants l'emploient comme un puissant antisyphilitique, doit-il prendre place au-dessus ou à côté de la Salsepareille et du Gayac? La Salsepareille donne-t-elle en Algérie autant de salseparine qu'au Brésil et au Mexique? Le Henné a-t-il les vertus antipsoriques qu'on lui attribue en Afrique? Les fruits du Baobab sont-ils le spécifique de la dyssenterie, si redoutable dans nos colonies d'Afrique, etc.? Le Coca mérite-t-il, comme stimulant, une petite partie des effets merveilleux qu'on lui attribue au Pérou et dans la Bolivie; la cocaïne de Woehler s'y trouve-t-elle seule, et son étude n'est-elle pas à reprendre? Le Maté ou Thé du Paraguay, qui valut à Bonpland, le compagnon de Humboldt, cette douce captivité dont il ne voulut plus s'affranchir, partage-t-il les effets du Thé, contient-il de la théine ou caféine? Qu'y a-t-il de fondé dans la spécificité attribuée par les habitants de la Nouvelle-Grenade et vérifiée par le célèbre botaniste espagnol Mutis, aux feuilles du *Mikania (Eupatorium) Guaco*, de guérir la blessure des serpents venimeux, à celles de l'*Eupatorium Aya-pana* d'être à la fois alexipharmaques et antiscorbutiques? La suave feuille du

Faham de Bourbon produit-elle, en effet, par la diffusion de son doux arome, un effet sédatif sur la muqueuse pulmonaire? L'*Allangium decapetalum* est-il réellement un vermifuge émule du Kousso et l'écorce du *Melaleuca Leucodendrum*, aussi de l'Inde, a-t-elle des propriétés fébrifuges moins contestables que celles du *Caïl-cedra*?

Inutile de dire que le pharmacien, en donnant des formes médicamenteuses à des produits naturels dont l'origine et le mode de préparation seront exactement indiqués dans une publication médicale, ne saurait tomber sous l'application de la loi des remèdes secrets. C'est d'ailleurs une sérieuse question pour la médecine et la pharmacie françaises, que celle des préparations dites remèdes secrets ou spécialités. Rivaux de l'Allemagne pour les composés chimiques définis, nous tenons à l'étranger le premier rang pour les produits galéniques, notre exportation s'y chiffrant par une recette d'environ 20 millions. C'est donc une branche de commerce de quelque importance. D'autre part, il est incontestable que les spécialités font à l'intérieur un tort immense aux médecins et aux pharmaciens, sans aucun avantage pour le public, qui trouve aussi bien et mieux dans les produits de la pharmacopée légale. Le problème à résoudre, pour donner satisfaction à tous les intérêts, en tête desquels se placent ceux des malades, du public, me paraît donc pouvoir être ainsi énoncé : Liberté absolue pour l'exportation; frein légal sur le marché intérieur. J'ajoute que ce problème n'est pas insoluble.

Mais quittons ces aperçus sommaires sur les produits de l'histoire naturelle médicale, sur la direction à suivre, afin de les mieux connaître et en faire, à l'avantage de tous, de nouvelles applications, pour les considérer :

1ᵃ Suivant les régions qui les fournissent;

2° Par classes médicamenteuses ou d'après leurs qualités thérapeutiques;

3° Au point de vue de leur naturalisation ou acclimatation.

CHAPITRE II.

PLANTES MÉDICINALES GROUPÉES PAR RÉGIONS.

---

§ 1. — Pays étrangers.

Brésil. — Le Brésil, terre promise des plantes médicinales, dont le gouvernement, stable et éclairé, ne se laisse pas détourner, même par de lointaines guerres, des soins que réclament les arts de la paix, occupe le premier rang parmi les États étrangers. On remarque dans son exposition, avec un assez grand nombre de beaux produits chimiques et de composés pharmaceutiques, une grande variété de substances médicamenteuses simples, entre lesquelles nous citerons :

La racine d'Ipécacuana (*Cephœlis ipecacuanha*), émétique dont il a le monopole sur le marché du monde;

La Salsepareille (*Smilax*), dont il produit une sorte des plus estimées;

Le baume de Copahu, que produisent diverses espèces de *Copaïfera*, et dont on retire jusqu'à 6 kilogrammes par une seule incision;

Du Benjoin (*Styrax benzoin*), qui peut rivaliser avec celui de Sumatra et de Siam;

Du Guarana (*Paullinia sorbilis*), fébrifuge estimé des indigènes, et qui a pris une place importante dans la thérapeutique française pour combattre certaines affections nerveuses à retour périodique. Il contient de la caféine ;

Du *Mururé*, aussi nommé *mercure végétal* par les habitants des provinces du Nord, qui en font un grand usage comme antisyphilitique ;

L'*Agoninda* et l'*Angelim pedra*, avec leurs principes actifs isolés , l'*agonidine* et l'*angeline*, alcaloïdes regardés comme des succédanés de la quinine, et qui doivent être signalés aux cliniciens d'Europe ;

La racine de Cahinça (*Chiococca anguifuga*), *raiz preta* des Brésiliens, diurétique puissant employé en Europe contre l'hydropisie ;

La Brinvilliers ou Spigélie (*Spigelia anthelmia*), *Arapabaca* des Brésiliens, poison énergique, bon anthelminthique à petite dose ;

Le Pareira-brava (*Cissampelos pareira*), *médecine universelle* des indigènes, amer regardé comme lithontriptique ;

Les châtaignes du Brésil ou amandes du Rio-Grande (*Bertholletia excelsa*), très-faiblement laxatives, alimentaires et paraissant souvent sur les marchés de Paris ;

Les Noix de serpent (*Fevillea trilobata*), dites alexipharmaques ;

Le Carnauba ou Cirier du Brésil (*Coripha cerifera*), qui donne en abondance une cire tout à fait analogue à celle des abeilles, d'après les analyses de Brandes ;

Les racines émétiques du *Richardsonia brasiliensis* et de plusieurs *Ionidium* ;

Les écorces fébrifuges du *Mikania officinalis ;* celles de l'*Ivonia febrifuga*, du *Solanum pseudochina* et de l'*Exostemma souzanum*, ces dernières très-estimées des naturels, qui les emploient sous les noms de Quina, de Curitiba, Quina de pianchi ; une Casse (*Cassia brasiliana*) à peine admise encore sur les marchés de l'Europe ;

Des racines dites *Batata de purga*, sortes de jalaps que produisent deux espèces d'*Ipomœa ;*

De l'huile et des graines de Ricin, du Caoutchouc, du Café, du Cacao, du Thé qui ont l'apparence des produits similaires de la Chine, divers goudrons, de la résine Mastic, de la cire, du miel, etc.

Pérou. — Le Pérou, patrie du Quina, a négligé d'exposer ces utiles écorces, plus précieuses que ses mines d'or, et dont il est du reste aujourd'hui bien appauvri par l'incurie de ses *cascarilleros* (faiseurs d'écorce). Par compensation, il présente :

Le Coca (*Erythroxylon coca*), stimulant très-usité comme masticatoire, et si puissant que, au rapport du docteur Tschudy, un Indien de soixante-deux ans put, sans autre nourriture, vaquer pendant cinq jours à de pénibles travaux et faire ensuite un voyage de 100 milles. Peut-être serait-il employé avec avantage, comme le café, par les soldats de notre armée d'Afrique ;

La racine de Ratanhia (*Krameria triandra*), puissant astringent très-employé par la médecine européenne ;

Le baume du Pérou (*Myrospermum peruiferum*); et le baume de San-Salvador, qui paraît n'être autre chose que du baume du Pérou liquide et de qualité inférieure ;

Le baume de Tolu (*Myrospermum toluiferum*), pectoral qui tient une place importante dans notre thérapeutique ;

Des Salsepareilles (*Smilax* divers) ;

La *Cera de Palma*, qui n'est pas une cire, mais, d'après les analyses de M. Boussingault, une matière résinoïde sécrétée par les parties herbacées du *Ceroxylon andicola*.

Nouvelle-Grenade. — Voisine du Pérou, la Nouvelle-Grenade nous présente toute une série de Quinas, savoir : les sortes commerciales dites calisaya de Bogota, jaune orangé, pitaya, carthagène, rouge de Mutis. Moins riches en quinine que les quinas du Pérou et de la Bolivie, ces écorces peuvent toutefois être utilisées pour la préparation de la cinchonine, de la quinidine, et notamment de la quinine elle-même. Il y a là une réserve importante qu'on sera un jour, peut-être bientôt, trop heureux, de pouvoir exploiter.

Parmi les autres produits de la Nouvelle-Grenade, il faut mentionner :

L'Ipécacuana noir ou strié (*Psychotria emetica*) ;

L'écorce astringente de Barbatimao, produit d'une espèce de *Mimosa ;*

Du baume de Copahu et du baume de Tolu.

Bolivie. Chili. — Quelques belles et bonnes écorces de Quinquinas, qui ne le cèdent en rien par leur richesse en alcaloïdes aux meilleures sortes du Pérou, donnent, avec des échantillons de baume du Pérou, une faible idée des richesses que possède la Bolivie, en plantes médicinales.

Le Chili nous offre l'écorce savonneuse de *Quillai* (*Quillaja smegmaderma*).

Mexique. — Il est représenté par :

Le Jalap (*Exogonium purga*), dont il aura longtemps encore le monopole, malgré les tentatives faites pour le cultiver dans quelques colonies des Européens ;

La Salsepareille (*Smilax* divers), dont ses terrains d'alluvion produisent des sortes très-estimées ;

Le Thé du Mexique (*Chenopodium ambrosioides*), naturalisé dans nos jardins ;

Et par le Copalchi (*Croton pseudochina*), écorce qui paraît jouir de véritables propriétés fébrifuges.

États-Unis. — Leur exposition, si remarquable à tant d'égards, offre peu d'intérêt au point de vue de l'histoire naturelle médicale. Mentionnons toutefois dans leur apport :

Le Cirier de la Louisiane (*Myrica cerifera*), et le Cirier de Pensylvanie (*M. Pensylvanica*), dont nous avons un analogue (*M. Gale*) dans les tourbières de la forêt de Rambouillet ;

L'arbre à cire de la Chine (*Croton sebiferum*), naturalisé sur les côtes de la Caroline ;

La racine de Polygala de Virginie (*Polygala senega*) ;

Le Thé des Apalaches (*Ilex vomitoria*), diurétique estimé des naturels ;

L'Ipécacuana des Indiens (*Gillenia trifoliata*) ;

Les *Lobelia syphilitica* et *inflata*, diurétiques, et, à plus haute dose, émeto-cathartiques ;

La Spigélie de Maryland, qui, malgré la différence des climats, partage les propriétés toxiques et anthelminthiques de la Brinvilliers (*Spigelia anthelminthica*) du Brésil.

Canada. — Il a apporté la belle térébenthine de l'*Abies balsamea*, dite baume du Canada ; et, parmi les produits animaux, le Castoreum (*Castor fiber*), emménagogue très-usité dont il a à peu près le monopole.

Turquie. — Ce pays, que ses détracteurs ne cessent de nous représenter comme en retard des progrès réalisés par les autres nations de l'Europe, est cependant en pleine marche dans le culte des sciences, comme dans celui des arts. Les soins qu'il a donnés à son exposition d'histoire naturelle médicale, les savantes analyses chimiques qui ajoutent à nos connaissances sur bon nombre des objets exposés, témoignent hautement de ses tendances vers le progrès. L'Opium dont les provinces ottomanes, le Levant surtout, ont comme le monopole dans la thérapeutique universelle, tient justement une grande place dans l'exposition de la Turquie. Ce produit n'est pas en effet représenté par moins de quatre-vingt-douze échantillons, dans lesquels la morphine, titrée par Faik-bey, (Georges Della Suda, ancien élève très-distingué de l'école de pharmacie de Paris), varie entre : $\frac{2}{100}$ et $\frac{11}{100}$!

Parmi les autres et multiples objets qui représentent à peu près complétement la matière médicale de la Turquie, nous citerons :

La Gomme adragante (*Astragalus verus, A. Creticus*), sous les deux formes vermiculée et en plaques ;

Le Baume de la Mecque, de Judée ou de Giléad (*Balsamodendron gileadense*);

De belles Scammonées (*Convolvulus scammonia*) ;

De la Gomme arabique vraie (*Acacia arabica*), généralement remplacée dans le commerce par la gomme du Sénégal ;

La suave Térébenthine de Chio (*Pistacia terebinthus*) et le Mastic (*Pistacia lentiscus*);

La Myrrhe d'Arabie (*Balsamodendron myrrha*), bien supérieure à la Myrrhe de l'Inde ;

De la Coloquinte (*Cucumis colocynthis*), purgatif drastique, qui fait partie de certaines pilules en grande réputation ;

La Coque du Levant (*Anamirta cocculus*), à enveloppe vomitive, à amande fortement toxique ;

Des Noix de galle, les plus estimées du commerce, et produites par le *Quercus infectoria*, à la suite de la ponte d'un insecte du genre Cynips ;

De la Gomme ammoniaque (*Dorema ammoniacum*) en larmes et en masse, bien différente de celle que produit au Maroc le *Ferula Tingitana* ;

Du Galbanum (*Ferula? Galbanum officinale?*), donnant à plus de 125° une huile essentielle d'un beau bleu ;

De la Gomme séraphique ou Sagapenum (*Ferula persica*), et de l'Assa fœtida (*Ferula asa-fœtida*), venant l'un et l'autre des provinces limitrophes de la Perse ;

Du Semen-contra d'Alep (*Artemisia contra*) ;

De l'Opoponax (*Opoponax chironium*), en larmes et en masses compactes ; beaucoup d'autres produits végétaux, ainsi que de belles éponges, des cires et miels de provenances diverses.

Les provenances d'Égypte, mentionnées ci-après, peuvent d'ailleurs être rattachées à celles de la Turquie.

Égypte. — Nous trouvons parmi ses produits les Sénés et leurs follicules, fournis par divers *Cassia* ;

De la Casse (*Cathartocarpus fistula*), qui devient de plus en plus rare dans la haute Égypte, et manquerait au marché européen, si elle n'avait été naturalisée en Amérique ;

De l'Arguel (*Gynanchum Arguel*), dont les feuilles, plus âcres que purgatives, entrent dans le mélange connu sous le nom de séné de la Palthe ;

Du Semen-contra dit de Barbarie (*Artemisia glomerata*) ;

Du Poivre d'Ethiopie (*Unona ethiopica*) ;

De la Gomme arabique ; des Dattes (*Phœnix dactylifera*), dont une petite variété est tenue comme plus spécialement pectorale, et un certain nombre d'autres produits.

Nous avons vainement cherché la Colocase d'Égypte (*Colo-*

casia antiquorum), confondue par quelques-uns avec le Chou caraïbe (*Caladium esculentum*); le Doum de la Thébaïde (*Crucifera thebaica*); le Lotos commun (*Nymphœa lotus*), dont les graines et les rhizomes servaient à la nourriture des habitants de la vieille Égypte ; et surtout le Lotos sacré, ou fève d'Égypte (*Nelumbim speciosum*), Tamorara de la Mythologie indienne, cette belle plante qu'on représente surmontant la tête d'Isis et d'Osiris, servant de conque flottante à Vischnou et de siége à Brahma. On assure, il est vrai, que le Lotos sacré a quitté les eaux du Nil pour les Indes, les Moluques et les *aquarium* des jardins d'Europe.

Mentionnons, en terminant, la fameuse Rose de Jéricho (*Anastatica hierochuntica*) qui, arrachée par les vents du désert, s'enroule et ne déploierait ses rameaux hydroscopiques pour revenir à la vie qu'au contact des flaques d'eau (1); suivant une croyance populaire, la Rose de Jéricho préserve les femmes des douleurs de l'enfantement.

Angleterre et ses Colonies. — L'Angleterre, il y avait à le prévoir, ne pouvait se traîner dans les sentiers battus. Elle devait être amenée à exposer celles des matières médicamenteuses qui ont un débit important. Aussi la voit-on sans surprise présenter, à l'Exposition : l'Opium, dont la Turquie eut longtemps le monopole exclusif ; des Quinquinas, égaux ou même supérieurs à ceux du Pérou : des Thés qui rivalisent avec ceux de la Chine. Ses grandes possessions d'Asie, où l'on trouve tous les sols, toutes les altitudes, tous les climats, ont fait oublier aux plantes étrangères la mère patrie; une pratique savante viendra même ajouter à la richesse en principes actifs des produits de ces plantes.

Les opiums de l'Inde sont de trois sortes principales, dites de Malva, de Patra et de Bénarès; la première est la meilleure:

(1) Ce serait une erreur de croire, avec les Égyptiens, que la plante ressuscite par une nouvelle végétation ; elle est remplacée par de nouveaux individus provenant de la germination de ses graines.

elle contient de $\frac{81}{100}$ à $\frac{9}{100}$ de morphine. Ces opiums sont plus que suffisants pour la consommation des Indiens ; on en exporte en Chine, aux îles de la Sonde, partout où les Asiatiques ont la malheureuse habitude de fumer, ou même de manger de l'Opium.

Les pieds de *Cinchona* destinés à fournir les écorces de quinquina, dépassent aujourd'hui, dans les Indes, le chiffre de 2 millions. M. Mac-Yvor, surintendant des plantations, expose de beaux spécimens ; d'autres se trouvent dans les collections de MM. Howard, fabricants de produits chimiques à Stratford, près de Londres, qui, au milieu de cent cinquante échantillons, dont plusieurs de l'Équateur et du Venezuela, en comptent dix de la province de Madras, un de Ceylan, un de leurs serres mêmes de Stratford. Ce dernier échantillon, riche en quinine, semble établir que, partout où les *Cinchona* pourront végéter, ils donneront des écorces fébrifuges.

Fait important à noter, le *moussage* des écorces (protection des tiges et des branches par une enveloppe de mousse) rendrait celles-ci plus riches en alcaloïdes, sans doute en préservant ces principes de l'action destructive des agents extérieurs, en même temps qu'il permettrait l'écorçage, en conservant les troncs et rameaux comme dans l'exploitation du chêne-liége.

Les Thés proviennent de cultures commencées en 1850 sur les contreforts de l'Himalaya et des Neilgherryes, aujourd'hui prospères et considérables.

Après ces articles de première importance, nous devons signaler dans l'exposition anglaise :

La fine Cannelle de Ceylan (*Cinnamomum zeylanicum*) ;

Les Aloès (*Aloe soccotrina, A. vulgaris,* etc.), du Cap, de l'Inde, des Antilles, de Soccotora, etc. ;

Du Camphre (*Laurus camphora*), provenant de quelques îles de la mer des Indes ;

Du Séné (*Cassia* divers), de l'Inde et de l'Australie ;

La Myrrhe de l'Inde ou Bdellium (*Balsamodendron roxburghii*) ;

Les Rhubarbes (*Rheum palmatum*) dites de Chine et de Perse, achetées à Canton ;

Plusieurs variétés de Cachou de l'*Acacia cathecu* et de l'Aréquier (*Areca cathecu*) ;

De l'Encens du *Boswellia serrata*, dit encens de l'Inde ;

La racine de Mango (*Ophioxylum serpentinum*), renommée dans les Indes contre la morsure des serpents venimeux ;

Des Muscades (*Myristica moschata*), et d'autres aromates ;

De l'Ambre gris, trouvé flottant sur la mer des Indes où il se montre moins rarement que près des côtes de Madagascar ou des Antilles ;

Des huiles de Morue blanche, blonde, brune et noire, venant de Terre-Neuve, et obtenues, même les plus blanches, dit-on, sans l'intervention d'agents chimiques décolorants.

Hollande et ses colonies. — Le Thé (*Thea sinensis*), obtenu à Java de plantes depuis longtemps naturalisées avec un plein succès, est ici représenté par des sortes variées et assez bonnes pour occuper une place sur le marché de l'Europe. Les cultures de Thé commencèrent à Java, en 1828 ; elles couvrent aujourd'hui plusieurs centaines d'hectares. Les Hollandais se sont aussi occupés avec succès de naturaliser les arbres à Quinquina (*Cinchona*), dans les îles de la Sonde, et il résulte de l'analyse des écorces que celles-ci peuvent soutenir la concurrence avec celles venues du Pérou et des contrées limitrophes.

Il faut aussi citer parmi les produits des possessions hollandaises :

Du Benjoin de Sumatra et de Java, en masses, les unes en pâte presque homogène, les autres amygdaloïdes ; quelques larmes détachées de ces dernières rappellent les produits de Siam ;

La résine Sang-dragon du *Calamus draco*, venant de Sumatra et de Bornéo ;

Le Kino (*Pterocarpus marsupium*) des Moluques, dit kino de l'Inde ;

L'essence verte de Cajeput (*Melaleuca minor*), qui a passé pour être un bon anticholérique ;

Le Camphre dit de Bornéo (*Dryobalanops camphora*), produit surtout à Sumatra, rare sur les marchés d'Europe, et chimiquement un peu différent du Camphre du Japon ;

Des spécimens de Cannelle de Chine (*Cinnamomum aromaticum*), produite par les îles de la Sonde ;

La Cannelle de Java (*Cinnamomum perpetuoflorens*), sorte plus grossière que la précédente et connue dans le commerce sous le nom de *Cassia lignea* ;

Des noix Muscades, du Girofle et, en général, les épices dont les Hollandais s'étaient flattés de monopoliser le commerce.

Avant de nous occuper de l'exposition de la France et de ses colonies, nous devons mentionner, au moins pour mémoire :

Le *Portugal*, pour la cire résine d'Euphorbe (*Euphorbia canariensis*), et la Cochenille (*Coccus cacti*) ;

L'*Espagne*, pour les aromates des Philippines (Badiane, etc.), et quelques produits de Cuba ;

L'*Italie*, pour la Réglisse (*Glycirrhiza glabra*), et les Mannes (*Fraxinus ornus, F. rotundifolia*) diverses ;

La *Russie*, pour le Castoreum de Sibérie, le Musc de même provenance, la Cochenille de Pologne, l'ichthyocolle du grand Esturgeon, poisson dont les œufs pressés et salés forment le caviar, la Rhubarbe de Moscovie (*Rheum palmatum ?*), tirée de la Tartarie chinoise par Kiatchta, et la meilleure des rhubarbes du commerce ;

La *Suède*, pour ses huiles de foie de Morue ;

L'*Allemagne*, pour l'Angélique (*Angelica archangelica*), et des cornichons de Cerf (*Cervus elaphus*) ;

La *Suisse*, pour la térébenthine du Mélèze (*Larix europœa*) et diverses plantes médicinales.

§ 2. — France.

Le nombre des objets d'histoire naturelle médicale qui font partie de l'exposition française est considérable; un grand nombre d'exposants ont concouru à cette exhibition de notre matière médicale indigène, encore fort étendue, malgré la désuétude dans laquelle sont tombés beaucoup de végétaux et produits divers autrefois renommés; sans doute non sans motifs pour plusieurs. Nous mentionnerons les principaux d'entre eux, en les groupant par familles naturelles.

Dans les *Renonculacées*, généralement âcres et même vésicantes, nous comptons la racine d'Actée et de plusieurs ellébores, celles des Aconits napel et tue-loup, les graines de Staphysaigre tirées du midi; les feuilles rubéfiantes de la Clématite ou Herbe aux gueux, de la Renoncule scélérate, celles vésicantes de l'Anémone sylvie, qui remplacent les mouches cantharides, dans quelques montagnes des Vosges et du Dauphiné, ne figurent sans doute dans les collections que pour mémoire, car la dessication les prive de leur âcreté.

Les *Papavéracées* fournissent les têtes du Pavot blanc, cultivé dans la plaine des Vertus; celles du Pavot noir ou à œillette, qui, dans nos départements du nord, donnent l'huile blanche, peuvent fournir un opium riche à $\frac{25}{100}$ (!) de morphine, et sont ensuite utilisées dans quelques grands laboratoires (usine Grandval à Reims, etc.) à la confection des extraits; les fleurs de Coquelicot, doux pectoral, et la Chélidoine, au suc jaune et âcre.

Les *Fumariacées*, plusieurs Fumeterres au suc amer.

Les *Berbéridées*, l'Épine-vinette, qui figure pour ses fruits acidules et pour ses racines à matière colorante jaune, dont les vertus fébrifuges viennent d'être rappelées par d'éminents praticiens.

Les *Nymphéacées*, les rhizomes du Nénuphar jaune et les

fleurs du *Nymphœa* blanc, aux vertus antiaphrodisiaques contestées.

Les *Caryophyllées* sont représentées par l'OEillet rouge, célèbre au moyen âge pour ses vertus cardiaques et qu'on trouve naturalisé sur les ruines des vieux châteaux ; la Saponaire, dont les vertus et le principe actif (saponine) rappellent la salsepareille ; et la Nielle des blés (*Lychnis githago*) dont les graines peuvent communiquer au pain des qualités toxiques.

Les *Linées* donnent, dans le Lin (*Linum usitatissimum*), avec des fibres textiles et une huile de grande importance, un émollient très-usité (graines et leur farine).

Aux *Oxalidées* se rattache l'Alleluia (*Oxalis acetosella*), spécifique des laryngites, et dont on a retiré longtemps (ainsi que du *Rumex scutatus*, en Suisse) le sel d'oseille ; aux *Malvacées*, les racines, feuilles et fleurs de la Guimauve (*Althœa officinalis*), les feuilles et fleurs des Mauves sylvestre et rampante, émollients d'un emploi fréquent.

Les *Tiliacées*, plantes à fibres textiles comme les linées et les malvacées, sont représentées par les fleurs emménagogues des *Tilia platyphylla* et *argentea* ; les *Polygalées*, par les racines des *Polygala vulgaris* et *amarella* ; les *Hippocastanées*, par l'écorce fébrifuge (?) du Marronnier (*Æsculus*) ; les *Ampélidées*, par les feuilles rouges de la Vigne vierge (*Ampelopsis quinquefolia*), par le vin et l'alcool, véhicules de tant de médicaments et tenant dans une autre classe la place qui leur est due.

Les *Hypéricinées* ont fourni le Millepertuis et l'Androsème officinal ou Toute-saine ; les *Droséracées*, le Rossolis à feuilles rondes passé aujourd'hui dans la médecine homéopathique, et l'Hépatique blanche (*Parnassia palustris*), regardée aussi comme un diurétique énergique ; les *Rutacées*, la Rue fétide, plus sûrement abortive que sudorifique ; les *Aurantiacées*, les divers produits de l'Oranger et du Citronnier.

Les *Crucifères*, ailleurs représentées par leurs races oléifères et alimentaires ont ici quelques-unes de leurs espèces antiscorbutiques (Cresson, Cochlearia, Raifort), apéritives

Moutarde blanche), rubéfiantes (Moutarde noire), et l'Alliaire, dont l'huile essentielle diffère de celle des autres crucifères par moitié moins de soufre et l'absence d'azote.

Les *Capparidées*, par les bourgeons du Câprier; les *Tropéolées,* par la grande Capucine, naturalisée dans nos jardins, nous rappellent les antiscorbutiques du Nouveau-Monde.

Aux *Coriariées* appartient le Redoul, dont les feuilles, riches en tanin et âcres, sont employées au tannage des peaux et à falsifier le séné; aux *Ilicinées*, le Houx, à écorce fébrifuge; aux *Rhamnées*, les baies du Nerprun purgatif et les fruits du Jujubier; aux *Térébinthacées*, si riches en produits exotiques, les fruits du Pistachier, la résine (rare en France) du Lentisque.

Les *Légumineuses*, non moins riches en produits exotiques (gommes, baumes, résines, etc.) que les térébinthacées, et d'une si grande importance pour notre pays par leurs graines amylacées et leurs espèces fourragères, comptent à l'Exposition un grand nombre de produits médicinaux indigènes, entre lesquels nous citerons : les racines d'Arrête-bœuf, de faux Acacia, de Réglisse et de l'*Astragalus glycyphyllos* de nos bois; les feuilles du Baguenaudier (servant à falsifier le séné), de l'*Anagyris fœtida* de Provence, des *Coronilla varia* et *Emerus,* des *Genista scoparia, juncea* et *tinctoria*, toutes purgatives; les fleurs de l'*Anthyllis vulneraria*, les graines de Fenugrec (résolutives), celles de Pois chiche (*Cuer arietinum*) (diurétiques) et de Lupin (antipériodiques).

Dans les *Rosacées*, famille qui donne à nos vergers tous leurs fruits, la matière médicale était représentée par les racines astringentes de la Tormentille, de la Filipendule et du Fraisier; par les feuilles astringentes de diverses Potentilles, de l'Aigremoine et de la Ronce; par celles du Laurier-cerise, du Cerisier de Sainte-Lucie et du Pêcher, qui doivent leur emploi à la présence de l'acide cyanhydrique; par les fleurs laxatives de la rose pâle et du Pêcher, par celles astringentes de la rose de Provins; par les fruits du Cognassier et du Rosier sauvage; par les semences mucilagineuses de Coing et par celles de la Pêche, riches en acide prussique, comme dans la plupart des autres rosacées amygdalées.

Les *Granatées* ont fourni : l'écorce de la racine du Grenadier, tænifuge puissant, les fleurs et l'enveloppe astringente, dite *malacorium*, des fruits ; les *Onagrariées*, l'*Ænothera biennis* naturalisé dans nos régions sablonneuses, le Laurier de saint Antoine (*Epilobium spicatum*), la Sorcière de Paris ou *Circœa lutetiana*, la Macre ou châtaigne d'eau ; les *Haloragées*, l'Hippuris et la Callitriche ; les *Lythrariées*, la Salicaire ; les *Tamariscinées*, le *Tamarix gallica* ; les *Myrtacées*, le *Myrtus communis* ; les *Cucurbitacées*, l'*Elaterium* et la Bryone, drastiques dangereux ; les graines rafraîchissantes des *Cucumis* et celles, anthelminthiques, du *Cucurbita* ; les *Portulacées*, le Pourpier ; les *Crassulacées*, la Joubarbe des toits au suc acide, la petite Joubarbe (*Sedum album*), la Vermiculaire brûlante (*Sedum acre*), l'Orpin, Reprise ou Herbe à la coupure (*Sedum telephium*) ; les *Paronychiées*, la Turquette ou Herniaire, les *Saxifragées*, la Saxifrage blanche ou granulée.

La grande famille des *Ombellifères*, très-naturelle et cependant à plantes douées des propriétés les plus diverses, présente, notamment dans le groupe des espèces vireuses : la petite Ciguë (*Æthusa cynapium*), trop commune dans nos jardins, et qu'on croit être la ciguë de Socrate ; la grande Ciguë ou Ciguë officinale (*Conium maculatum*) ; la Ciguë aquatique (*Cicuta virosa*) ; les graines de Phellandrie ; l'OEnanthe safranée, dont les racines charnues cachent un poison violent sous l'apparence d'un aliment réparateur ; l'OEnanthe fistuleuse et l'Écuelle d'eau (*Hydrocotyle vulgaris*) ; et, parmi les espèces aromatiques, les racines de l'Ache, du Persil, du Fenouil, d'Angélique, d'Impératoire, de Chardon roulant (*Eryngium campestre*), de Meum ; les feuilles de la Sanicle, du Fenouil, de l'Héraclée ou grande Berce, du petit Boucage (*Pimpinella saxifraga*), de Podagre ou herbe aux goutteux (*OEgopodium podagraria*), plante naturalisée dans les parcs des anciennes abbayes ; les fruits de Cumin, de Coriandre, d'Anis vert

(*Pimpinella anisum*), d'Aneth, d'Angélique, de Séseli, de Carvi, d'*Ammi majus* et de *Sison amomum*.

Les *Araliacées* étaient représentées par le Lierre (*Hedera helix*); les *Loranthacées*, par le Gui (*Viscum album*); les *Caprifoliacées*, par les baies d'Hièble (*Sambucus ebulus*), par les baies, les fleurs et l'écorce du Sureau (*Senigra*); nos *Rubiacées* indigènes, par les Caille-lait jaune (*Galium luteum*) et blanc (*G. mollugo*) et par l'Aspérule à odeur de vanille.

Dans la nombreuse famille des *Synanthérées*, on trouvait les espèces qui suivent : la Laitue vireuse et la Laitue scariole, qui fournissent par incision le *Lactucarium*, le Pissenlit (*Taraxacum dens leonis*), les racines et les feuilles de la Chicorée, les fleurs de Carthame, le Chardon bénit (*Centaurea benedicta*), le Chardon-Marie, l'une des espèces de la florule des vieilles ruines, les racines de Bardane (*Lappa major*), les Centaurée, Jacée, Bluet, Chausse-trape, la Balsamite odorante, la Tanaisie, la grande Absinthe ou Absinthe suisse (*Artemisia absinthium*), commune en Dauphiné, l'Absinthe marine (*A. maritima*), le Génepi (*A. rupestris ?*), l'Armoise (*A. vulgaris*), l'Aurone mâle (*A. abrotanum*), le Semen-contra indigène (*A. campestris*), le Tussilage, l'Eupatoire d'Avicenne ; l'Aurone femelle (*Santolina chamœcyparissus*), la Matricaire, le Doronic, l'Arnica de montagne, la grande Aunée et l'Aunée dyssentérique, le Senéçon Jacobée, les Camomilles romaine (*Anthemis nobilis*), des champs (*A. arvensis*) et puante (*A. cotula*), la Pyrèthre, la Millefeuille (*Achillea millefolium*) ou Herbe au charpentier et l'Herbe à éternuer (*A. ptarmica*).

Les *Dipsacées* comptaient : la Scabieuse officinale ou mors du diable (*Scabiosa succisa*), la Scabieuse des prés (*Knautia arvensis*) et la Cardère sauvage (*Dipsacus sylvestris*); les *Valérianées*, la racine de Valériane officinale ; les *Ericacées*, les feuilles de Raisin-d'ours (*Arbutus uva-ursi*), de Pyrole, de Myrtille (*Vaccinium myrtillus*), de Canneberge (*V. oxycoccos*) et d'Airelle ponctuée (*V. ritis idœa*); les *Jasminées*, les feuilles de Frêne, le Troène (*Ligustrum Vulgare*) et le Jasmin officinal ; les

Apocynées, l'Asclépiade dompte-venin, la Scammonée de Mont-pellier (*Periploca monspeliaca*), la grande et petite Pervenche; les *Gentianées*, riches en principes amers, la Gentiane jaune, la petite Centaurée (*Erythræa centaurium*) et le Trèfle d'eau (*Menyanthes trifoliata*) ; les *Convolvulacées* purgatives, la Solda-nelle, le Liseron des haies (*Calystegia sepium*) et le Liseron des champs (*Convolvulus arvensis*) ; les *Borraginées* émollientes ou doucement astringentes, la Bourrache, la Cynoglosse, la Buglose (*Anchusa*), la Pulmonaire, la grande Consoude (*Symphitum officinale*), le Grémil ou Herbe aux perles (*Lithospermum officinale*) et la Vipérine (*Echium vulgare*); les *Solanées*, narco-tiques, les graines de Jusquiame blanche, les baies de Coqueret (*Physalis alkekengi*), de Piment des jardins (*Capsicum annuum*), antihémorrhoïdal en faveur, et de Belladone (*Atropa bella-donna*), les racines de Mandragore (*A. mandragora*) et de Bella-done, les feuilles de Belladone, de Jusquiame noire (*Hyoscyamus niger*) et blanche (*H. albus*), de Nicotiane tabac, de *Datura stramonium* ou Pomme épineuse, de Morelle noire (*Solanum nigrum*), le bois de Douce-amère (*S. dulcamara*).

Parmi les *Scrofularinées*, on comptait : le Molène bouillon blanc (*Verbascum thapsus*), la Véronique thé d'Europe (*Veronica officinalis*), la Véronique Beccabunga, l'Euphraise offici-nale ou Casse-lunette, la Scrofulaire noueuse, la Linaire com-mune, l'Herbe au pauvre homme ou Gratiole officinale, purgatif trop oublié ; et la Digitale pourprée, hyposthénisant précieux ou poison subtil.

Les *Labiées*, presque toujours aromatiques, souvent amères, étaient nombreuses; nous citerons les Menthes poivrée, verte, sylvestre, crépue, Pouliet et Baume; la Ballote fétide et la Bé-toine, l'Origan commun et la Marjolaine, le Basilic, plusieurs espèces de Thym et de Mélisse, la Lavande, le Stœchas, la Cataire, l'Hyssope et la Sarriette, le Lierre terrestre (*Glechoma hederacea*), l'Ortie blanche (*Lamium album*) et l'Ortie puante (*Galeopsis ladanum*), le Marrube blanc et le Lycope, la Sauge Sclarée, Orvale ou Toute-bonne (*Salvia sclarea*) plante dès vieux châteaux, la Sauge officinale et la Sauge des prés, la Bugle (*Ajuga reptans*), l'Ivette musquée (*A. Iva*), l'Ivette Chamæpitys, les Germandrées petit-chêne (*Teucrium chamœdrys*), Scordium et Scorodone des bois.

Les *Verbénacées* offraient le Gattilier (*Vitex agnus-castus*) et la Verveine officinale; les *Acanthacées*, le Branc-ursine (*A. mollis*) au beau feuillage ; les *Primulacées*, la Primevère officinale, les Lysimaques commune et nummulaire, le Mouron (*Anagallis arvensis*), la Soldanelle des Alpes, plante des glaciers, et l'Arthanita pain-de-pourceau (*Cyclamen europœum ;* les *Globulariées*, la Globulaire turbith ou purgative; les *Plombaginées*, la Dentelaire d'Europe (*Plumbago europœa*) et le Behen rouge (*Stalice limonium*); les *Plantaginées*, les feuilles des Plantains grand, moyen, lancéolé, les graines du Plantain Psyllyum, les *Chénopodées*, les Salsola Kali, Soda et Tragus, le Salicor annuel ou de Narbonne, les Chénopodes bon-Henry, Botrys et Vulvaire, la Camphrée de Montpellier et le raisin d'Amérique (*Phytolacca decandra*) depuis longtemps naturalisé dans la France méridionale ; les *Polygonées*, la Renouée des oiseaux ou Centinode (*P. aviculare*), la Persicaire (*P. Persicaria*), l'âcre Poivre d'eau (*P. Hydropiper*), l'astringente Bistorte (*P. bistorta*), la Patience (*Rumex patientia*), la Parelle (*R. acutus*), la Rhubarbe des moines (*R. alpinus*), l'Oseille ronde des montagnes (*R. scutatus*), riche en bioxalate de potasse; la petite Oseille (*R. acetosella*), la Rhapontic ou Rhubarbe de France (*Rheum rhaponticum*) ; les *Laurinées*, les baies et les feuilles du Laurier d'Apollon (*Laurus nobilis*); les *Thymélées*, les écorces vésicantes du Garou ou Sain-bois (*Daphne gnidium*), du Bois-Gentil (*D. Mezereum*), de la Lauréole et du Daphné des Alpes ; les *Aristolochiées*, les racines d'Asaret ou Cabaret (*Asarum europœum*), excellent émétique, d'Aristoloches ronde, longue, petite ou Pistoloche, et Clématite; les *Cytinées*, le suc du *Cytinus hypocistis*.

Aux *Euphorbiacées*, plantes généralement âcres et purgatives, appartenaient : les Euphorbes Tithymale, ou petit Cyprès

(*Euphorbia cyparissias*, Épurge (*E. lathyris*), Ésule et Ré-
veille-matin (*E. helioscopia*), les Mercuriales annuelle et pé-
renne, la Maurelle ou Croton des teinturiers et l'écorce du Buis ;
aux *Urticées*, le Houblon (*Humulus lupulus*), la Pariétaire officinale, les Orties brûlante et dioïque, le Murier noir aux fruits
acidules et astringents, le Figuier aux fruits pectoraux, et le
Chanvre, dont l'usage ne tend que trop à s'introduire comme
narcotique ; aux *Ulmacées*, l'écorce d'Orme ; aux *Salicinées*,
l'écorce du Saule blanc, riche en salicine, et les bourgeons du
Peuplier (*Populus nigra*) ; aux *Cupulifères*, l'écorce astringente du Chêne rouvre (*Quercus sessiliflora*) et du Chêne blanc
(*Quercus pedunculata*) ; aux *Myricées*, le Piment royal (*Myrica gale*).

Les *Conifères* sont bien représentées par les produits multiples du gemmage du Pin maritime (térébenthine de Bordeaux, et
son essence, barras ou galipot, brai sec ou colophane, poix-résine,
poix noire, goudron, noir de fumée), par la térébenthine au citron, dite aussi d'Alsace ou de Strasbourg, bigeon, que fournit
l'*Abies taxifolia*, par la térébenthine du Mélèze (*Larix europœa*), dite térébenthine suisse ou de Maurienne, par la poix de
Bourgogne ou des Vosges, poix blanche ou jaune, sorte de
térébenthine sèche, retirée de l'*Abies excelsa*, par des bourgeons de Sapin qui devraient être ceux des *Abies excelsa* et
taxifolia, mais qui sont aujourd'hui fournis surtout par le *Pinus
sylvestris*, par les fruits du Genévrier (*Juniperus communis*),
les feuilles abortives de la Sabine (*J. sabina*), et par l'huile
de Cade (*J. oxycedrus*).

Il faut enfin rapporter : aux *Orchidées*, le Salep indigène
(*Orchis mascula*, *O. morio*) ; aux *Iridées*, le Safran (stigmates
du *Crocus sativus*), les rhizomes odorants de l'Iris de Florence, plante de notre flore méditerranéenne, ceux âcres et
purgatifs de l'Iris des marais (*Iris pseudacorus*), et de l'Iris
des jardins (*I. germanica*) ; aux *Narcissées*, les fleurs émétiques de Narcisse, faux Narcisse ; aux *Liliacées*, les bulbes du
Lis blanc, de l'Ail et de la Scille maritime, les rhizomes de la

Victoriale ou faux Spicanard (*Allium victorialis*), les racines de l'Asphodèle officinal (*Asphodelus ramosus*) et les fleurs du Lis ; aux *Dioscorées*, le Sceau-de-Notre-Dame ou Herbe de la femme battue ; aux *Smilacées*, la Salsepareille indigène (*Smilax aspera*); aux *Asparaginées*, le Sceau-de-Salomon (*Polygonatum vulgare*), la Parisette (*Paris quadrifolia*) et le Muguet (*Convallaria maialis*), émétiques, le petit Houx (*Ruscus aculeatus*) et l'Asperge (*Asparagus officinalis*), diurétiques ; aux *Colchicacées*, les bulbes, les fleurs et les graines, si justement renommées contre la goutte, du *Colchicum automnale* ou Tue-chien, les racines de l'Ellébore blanc (*Veratrum album*) et du Vératre noir (*V. nigrum*); aux *Alismacées*, les racines âcres, et, dit-on, antirabiques du grand Plantain d'eau (*Alisma plantago*); aux *Graminées*, les rhizomes du Chiendent commun (*Triticum repens*), du grand Chiendent ou pied-de-poule (*Cynodon dactylon*), de la Canne de Provence (*Arundo donax*), l'Ivraie (*Lolium temulentum*), le Chiendent à balais (*Andropogon lschœmum*), etc.; aux *Cypéracées*, les rhizomes de la fausse Salsepareille (*Carex arenaria*), des Souchets long (*Cyperus longus*), et rond (*C. rotondus*); aux *Aroïdées*, l'Acore aromatique, l'Arum vulgaire et l'Arum serpentaire.

Les plantes *cryptogames* étaient aussi représentées par un certain nombre de spécimens, savoir : les *Équisétacées*, par la grande Prêle d'eau (*Equisetum telmateya*) et la Prêle d'hiver (*E. hyemale*) ; les *Fougères*, par l'Osmonde royale, par la Doradille (*Ceterach officinarum*), la Scolopendre officinale, le Polypode de chêne, la Fougère mâle (*Nephrodium filix mas*), les Fougères femelles (*Pteris aquilina* et *Aspidium filix fœmina*), les Capillaires de Montpellier (*Adianthum capillus Veneris*), noir ou commun (*Asplenium adianthum nigrum*), le Polytric (*A. trichomanes*) et la Rue des murailles (*A. Ruta muraria*); les *Lycopodiacées*, par les *Lycopodium clavatum*, *L. selago* et leur poussière polliniforme; les *Mousses*, par le Polytric commun ou perce-mousse ; les *Hépatiques*, par les *Marchantia polymorpha* et *M. conica*; les *Lichens*, par le Lichen d'Islande (*Physcia islandica*), commun sur nos montagnes d'Auvergne, etc., le Lichen pixidé ((*Scyphophorus pixidatus*), le Lichen pulmonaire (*Lobaria pulmonaria*) ; le Lichen des murailles (*Parmelia parietina*), l'Orseille des Pyrénées (*Variolaria dealbata*), et celle d'Auvergne (*V. orcina*); les *Champignons*, par le Seigle ergoté (*Sclerotium clavus*), l'Agaric de chêne, des chirurgiens ou amadouvier (*Polyporus igniarius* et *P. fomentarius*), l'Agaric blanc (*P. laricis*), violent hydragogue; et enfin les *Algues*, par la Mousse de Corse (*Gigartina helminthocorton*, *Fucus* divers, *Corrallina officinalis*, etc.), le Carragéen (*Chondrus polymorphus*), et plusieurs fucacées (*Laminaria saccharina* et *digitata*, *Fucus vesiculosus*, *F. siliquosus*, *F. serratus*, etc.), employées directement ou servant à l'extraction de l'iode et des soudes de varech.

§ 3. — Colonies françaises.

L'histoire naturelle médicale occupait une place importante dans l'exposition générale des colonies, remarquable à beaucoup d'égards par sa richesse et l'ordre parfait dans lequel tout était disposé. L'honneur en revient pour la plus grande part, à M. Aubry-Lecomte, directeur du musée des colonies ; M. Lépine, pharmacien de la marine à Pondichéry et M. Bélanger, directeur du jardin botanique de la Martinique, ont puissamment contribué à nous faire connaître les richesses médicales des Indes et des Antilles.

On comptait dans l'exposition de La *Martinique* : indépendamment du Café (*Coffea arabica*), du Cacao (*Theobroma cacao*), du Tabac (*Nicotiana tabacum*), des Girofles (*Caryophyllus aromaticus*), de la noix de Bancoul (*Aleurites triloba*), de la Cochenille, etc., substances qui, tout en faisant partie de la matière médicale, sont aussi du domaine d'industries diverses : le Raisin de mer ou des tropiques (*Sargassum vulgare*), algue antiscrofuleuse ; le *Marchantia chenopodea*, hépatique rafraîchissante ; les racines (rhizomes) émollientes de

l'*Arundo occidentalis;* les feuilles pectorales du *Bambusa
arundinacea ;* le *Chloris radiata* et le *Gynerium saccharoides*
à racines diurétiques ; la Pharelle ou Avoine de chien (*Pharus
latifolius*), à feuilles et graines rafraîchissantes ; un *Alisma* à
feuilles et racines antispasmodiques; les bulbes résolutifs du
grand Lis d'Amérique (*Crinum americanum*), les rhizomes
emménagogues du Glayeul à caïmans (*Iris martinicensis*); le
Chou caraïbe (*Colocasia antiquorum*), aux rhizomes résolutifs ; les racines purgatives du Chou diable (*Dracontium polyphyllum*); les racines aléxitères du Bois de couleuvre
(*Monstera adansonii*) : le poivre de Guinée (*Amomum macro-
spermum*); le *Costus spicatus*, dépuratif diurétique ; le Gingembre indien (*Zingiber cassumunar*); la racine diurétique
du Balisier de montagne (*Heliconia caribœa*); le Palmier
céleri (*Caryota urens*), escharrotique ; l'Herbe à couresse
(*Piper procumbens*), employée contre la morsure des serpents ;
la Queue de lézard (*Piper macrophyllum*), aux feuilles sudori-
rifiques ; les racines et les feuilles diurétiques du *Piper peltatum ;* l'écorce astringente de Filao (*Casuarina equisetifolia*);
le Bois canon (*Cecropia peltata*), astringent et excitant ; le
Chenopodium anthelminthicum, le Thé du Mexique (*Chenopodium ambrosioides*); les sommités antidyssentériques de l'A-
marantine (*Celosia nitida*); l'écorce et les fruits astringents
du Raisinier (*Cocoloba uvifera*); les feuilles emménagogues de
l'Avocatier (*Laurus Persea*); l'écorce vésicante du *Lagetta
funifera ;* l'*Aristolochia odoratissima*, qui passe pour alexitère ;
la Dentelaire ou Herbe au diable (*Plumbago scandens*), à racines et feuilles vésicantes ; l'Oreille de mouton (*Distreptus
spicatus*), dépuratif; les feuilles sudorifiques de l'*Eupatorium ayapana;* la Matricaire (*Parthenium hysterophorus*),
emménagogue; le Guaco (*Mikania guaco ou M. pœppigii*), vanté
contre la morsure des serpents ; l'Herbe à pique (*Neurolœna
lobata*), antispasmodique ; le Tabac diable (*Pluchea odorata*),
alexitère ; le *Spilanthes uliginosa,* stomachique et diurétique ;
le *Lobelia longiflora*, antisyphilitique et antiasthmatique ;

des cerises de Café, stimulant ; les racines purgatives et les fruits astringents du *Genipa americana ;* la Sanguine (*Hamelia patens*), à feuilles antipsoriques ; la Mille-graines (*Oldenlandia patens*), vermifuge ; l'Herbe à cornette (*Spermacoce*), stimulant ; la racine d'Ipécacuana bâtard (*Asclepias curassavica*) ; les feuilles et tiges purgatives de la Liane à lait (*Echites biflora*) ; l'écorce drastique de la racine du Franchipanier (*Plumiera alba*) ; les fleurs pectorales des *Plumieria alba* et *rubra ;* le Jasmin d'Arabie (*Jasminum sambac*), à feuilles antipsoriques ; le Mahot noir (*Varronia martinicensis*), émollient ; la Toque de Havane (*Scutellaria purpurascens*), employée contre la splénite ; la Mélisse indienne ou Herbe à boutons (*Hyptis capitata*), sédative et antispasmodique ; les sommités antipsoriques de la Balotte camphrée (*Hyptis suaveolens*) ; la Pompon (*Leucas martinicencis*), fébrifuge ; le *Pogostemon patchouly*, stimulant ; le Troëne d'Amérique (*Duranta plumieri*), détersif ; les racines aromatiques et pectorales du *Lantana camara ;* la Verveine des Antilles (*Stachitarpheta jamaicensis*), emménagogue et diaphorétique ; les racines purgatives de la liane à Minguet (*Batatas macrorhiza*) ; les feuilles émollientes (?) de la liane Tonnelle (*Ipomœa polyanthes*) ; les cheveux de Vénus (*Quamoclit vulgaris*), racine sternutatoire, feuilles détersives ; la Corde à violon ou Herbe-amourette (*Cuscuta americana*), dépurative hépatique ; les feuilles narcotiques de Belladone (*Atropa arborescens*) ; le Cestreau (*Cestrum nocturnum*), antiépileptique, plante exhalant le soir une odeur suave ; l'Herbe au diable (*Datura tatula*), narcotique ; l'Herbe à cloques (*Physalis pubescens*), laxative ; la Mélongène diable (*Solanum acanthifolium*) ; la Pomme poison (*S. mammosum*), antipsorique ; l'Herbe amère (*S. nodiflorum*) ; le bois Caca ou tabac marron (*S. triste*), doux narcotique ; la Douce amère des Antilles (*Solanum volubile*), dépuratif ; le Balai doux (*Scoparia dulcis*), feuilles antispasmodiques ; les feuilles sudorifiques de l'Ortie d'eau (*Besleria violacea*) ; la Rueillie (*Dipteracanthus patulus*), et la Crustolle (*Ruellia tu*

berosa), dont les racines vomitives sont préférées à l'ipécacuana ; l'écorce et les fleurs alexitères du *Bignonia leuco-*
xylon, nommé Ébénier vert ou Cèdre blanc ; le *Bignonia*
ophthalmica ; le Chêne des Antilles (*Bignonia quercus*), à
écorce et à feuilles astringentes ; la liane Griffe de chat (*Bigno-*
nia unguis), dont les racines et les feuilles sont alexitères ; le
Calebassier (*Crescentia cujete*), servant à fabriquer un sirop
rafraîchissant et pectoral ; le Gigère ou Sésame (*Sesamum*
orientale), à feuilles et graines émollientes ; le Sapotillier
(*Achras sapota*), dont l'écorce est astringente et fébrifuge,
les graines diurétiques et sédatives ; l'écorce excitante du
Chrysophillum cainito ; le Chardon étoilé (*Eryngium fœti-*
dum), emménagogue et diurétique ; l'*Aralia arborea* et le
Panax cochleatum, à racines et feuilles sudorifiques ; la Vigne
de Madagascar (*Cissus ovata*), antiscorbutique ; le *Loranthus*
americanus, alexitère ; la liane amère ou Pareira-brava (*Cis-*
sampelos pareira) ; les feuilles et les racines astringentes de
l'*Anona squamosa* ; le Canang ou poivre d'Ethiopie (*Uvaria*
odorata) ; le Cresson savane (*Lepidium virginicum*), antiscorbutique et diurétique ; l'écorce et les racines antiscorbutiques
du Ben (*Moringa pterigosperma*) ; le Mabouya (*Capparis cyno-*
phallophora), excitant ; le bois Caca (*Capparis ferruginea*),
dont l'écorce, les feuilles et les fleurs sont usitées contre l'hys-
térie ; le Thé montagne (*Sauvagesia erecta*); le Rocouyer (*Bixa*
orellana), feuilles émollientes, graines antidyssentériques ;
l'Aconat (*Homalium racemosum*), racines et écorces antiblennorrhagiques ; le Tombou couleuvre (*Passiflora fœtida*), antispasmodique ; le *Begonia nitida*, acidule et rafraîchissant,
contient du bioxalate de potasse; l'Arada (*Petiveria alliacea*),
à racines diurétiques; plusieurs malvacées (*Gossypium barba-*
dense, Hibiscus cannabinus, H. sabdariffa et *H. tiliaceus*), à
racines, feuilles et fleurs émollientes; la Guimauve de la Martinique (*Malachra ovata*) ; le petit Mahot cousin (*Urena si-*
nuata) ; les feuilles émollientes et les fruits astringents du
Baobab (*Adansonia digitata*) ; le Hérisson blanc (*Triumfetta*

lappula), à écorce, feuilles et fleurs mucilagineuses ; l'écorce d'Orme des Antilles (*Guazuma ulmifolia*), doux astringent ; les feuilles détersives d'Aralie maudite (*Clusia alba*) ; l'écorce détersive et l'huile antipsorique du Galba (*Calophyllum calaba*); les racines diurétiques du Bois pétard (*Marcgravia umbellata*) ; le fruit rafraîchissant et les feuilles alexitères du Pamplemousse (*Citrus decumana*); des citrons (*Citrus medica*); l'écorce astringente, les feuilles détersives de l'Acajou de Saint-Domingue (*Swietina mahogony*); le Bois capitaine (*Malpighia angustifolia*), écorce astringente, fruit rafraîchissant ; le Coca (*Erythroxylon Coca*), stimulant ; le Bonnet carré (*Cardiospermum Halicacabum*), racines et feuilles diurétiques : le Maté (*Ilex paraguariensis*), introduit du Paraguay; les feuilles antipsoriques et le fruit diurétique du Mancenillier (*Hippomane mancinella*) ; le Baume vert (*Acalypha carpinifolia*), antispasmodique ; la Pariétaire de la Martinique (*Acalypha*); le grand Baume (*Croton origanifolium*), sudorifique; l'Herbe à serpent ou poil de chat (*Euphorbia capitata*), alexitère ; les feuilles antipsoriques du *Sapium aucuparium;* l'écorce astringente, la racine purgative, le pédoncule rafraîchissant, l'amande oléagineuse, le péricarpe vésicant de l'Acajou à pomme (*Anacardium occidentale*) ; les feuilles et jeunes fruits astringents de l'Anacarde d'Orient (*Semecarpus Anacardium*); les feuilles sternutatoires du *Comocladia ilicifolia ;* l'écorce tonique, les feuilles odontalgiques et astringentes, les fleurs et les jeunes fruits antiscorbutiques, les amandes antidyssentériques du Manguier (*Mangifera indica*) ; l'écorce, les feuilles et les fruits antidyssentériques du *Spondias Mombin ;* l'écorce astringente du Gommier (*Bursera gummifera*) ; le Bois amer, Bitterasch ou Simarouba mâle (*Simaruba excelsa*), fébrifuge ; l'écorce, le bois et les feuilles de l'Épineux jaune (*Zanthoxylon fraxineum*), fébrifuge et sudorifique ; le bois à Pian (*Z. pterota*), sudorifique ; le Gayac (*Guajacum officinale*), bois, écorce et feuilles sudorifiques ; l'*Oxalis plumieri* ou petite Oseille, antiscorbutique ; le Giroflier aquatique (*Jussieua hirta*), résolutif; le Henné (*Lawsonia inermis*) ; l'écorce de Giroflier aromatique, les fruits antidyssentériques, les racines et les feuilles astringentes du Goyavier à pommes (*Psidium pomiferum*); l'écorce astringente et les feuilles pectorales du *Cerasus sphœrocarpa ;* la racine très-astringente de l'Icaquier (*Chrysobalanus icaco*) ; l'écorce astringente et le bois de Campêche (*Hœmatoxylon campechianum*); le *Parkinsonia aculeata*, fébrifuge et antiputride; les graines et les racines de fausse Réglisse (*Abrus precatorius*) ; les feuilles et les fleurs pectorales du pois d'Angole (*Cajanus indicus*) ; le *Clitoria formosa*, stimulant ; les racines et les graines du *Clitoria ternatea*, considérées, aux Antilles, comme emménagogues, dans l'Inde, comme vomitiques et diurétiques ; le Chatchat (*Crotalaria sagittalis*), purgatif ; le Pois pouilleux ou Pois à gratter (*Dolichos pruriens*), révulsif et vermifuge ; l'écorce, les feuilles et les fleurs du Bois immortel (*Erythrina corallodendron*); l'*Erythryna mitis*, écorce expectorante, feuilles laxatives, fleurs béchiques ; l'*Indigofera polyphylla*, tonique; les graines antihémorrhoïdales du *Mucuna urens* ; l'Angelin (*Andira racemosa*), écorce vermifuge : les racines et tiges vermifuges, les fleurs laxatives du *Bauhinia variegata;* la rose de Venezuela (*Brownea coccinea*), feuilles émollientes, fleurs laxatives ; le Macata arrête-nègre (*Cœsalpinia sepiaria*) ; les feuilles antiherpétiques et alexitères du *Cassia alata;* le Café nègre ou Herbe puante (*C. occidentalis*), racines diurétiques, feuilles purgatives, fruits toniques et fébrifuges ; la Casse du Brésil (*Cathartocarpus brasiliana*) ; la Casse officinale (*C. fistula*), écorce astringente, fleurs expectorantes, feuilles et fruits purgatifs ; le *Piscidia erythrina*, narcotique, sert à prendre le poisson ; le Macata (*Poinciana pulcherrima*), feuilles et fleurs excitantes ; les graines vésicantes du *Guilandina Bonducella ;* les fleurs antidyspepsiques de l'*Acacia farnesiana ;* le Manioc chapelle (*Acacia......*), écorce et racines dépuratives; le Wawa (*Entada gigalobium*), graines alexitères ; l'écorce astringente du Pois doux (*Inga dulcis* et *I. vera*) ; les feuilles et

les graines astringentes du Macata bourse (*Leucaena glauca*);
les graines émétiques, les feuilles antidyssentériques de la
Sensitive (*Mimosa pudica*); et les fèves de Tonka (*Dipterix
odorata*) à l'odeur de Vanille.

La Guadeloupe, qui ne suit que de loin la Martinique, est
toutefois représentée par le Café, le Cacao, le Girofle, la Vanille (*Vanilla aromatica*) et le Vanillon (*V. pompona*), le Rou-
cou, le Tabac, le Manioc et par les matières plus spécialement du domaine de l'histoire naturelle médicale énumérées
ci-après :

Racine de *Dorstenia Contrayerva*, renommée contre la morsure des serpents; amandes purgatives de Mirobolan bâtard (*Hernandia sonora*); racines et feuilles vésicantes d'Herbe au diable
(*Plumbago scandens*); Absinthe et Ayapana; racine diurétique
et purgative de Cahinça (*Chiococca racemosa*); Quinquina caraïbe (*Exostemma caribœum*), Quinquina Piton (*E. floribun-
dum*), Quinquina d'*E. nitidum*? graines stimulantes de *Psychotria citrifolia*; Brinvillière (*Spigelia anthelmia*); Thé des
Antilles (*Capraria biflora*); écorce fébrifuge du Poirier des
Antilles (*Bignonia pentaphylla*); feuilles dépuratives d'*Hydrocotyle umbellata*; racines émétiques d'*Ionidium strictum*;
graines anthelminthiques de Papayer (*Carica Papaya*);
l'*hibiscus sabdariffa*, émollient; citrons; Acajou amer (*Ce-
drela odorata*); bois et feuilles de Bois vert (*Excœcaria glandulosa*), sudorifique efficace contre le pian; bois fébrifuge
du *Simaruba excelsa*; Quinquina de Cayenne (*Quassia amara*);
écorce, bois et feuilles antidyssentériques du Goyavier (*Psy-
dium pyriferum*); écorce et fleurs fébrifuges d'Épineux jaune
(*Cytisus spinosus*).

La Guyane, où la culture du Girofle occupe 200 hectares et
celle du Rocou 1,000 hectares, expose du Café, du Cacao, des
Muscades (*Myristica moschata*); de la Vanille (*Vanilla aromatica*), dont la culture est appelée à prendre un grand dé-

veloppement; de la Cannelle de Ceylan (*Cinnamomum zeylanicum*); des fèves de Tonka (*Dypterix odorata*); du Caoutchouc, de la Gutta-Percha de Cayenne (*Sapota mullieri*), produit tenant du Caoutchouc et de la Gutta-Percha ordinaire, ce qui la fait rechercher pour les bougies et sondes de la chirurgie; du Guarana (*Paullinia sorbilis*), non inférieur à celui du Para; l'Ipéca nègre (*Viola ipecacuanha*), l'Ipécacuana de Cayenne (*Ionidium itoubea*), l'Ipécacuana de la Guyane *Boerhavia diandra*); du baume de Copahu; l'huile et l'écorce fébrifuge de Carapa (*Carapa guyanensis*); l'écorce de Simarouba, dont elle exporte chaque année plus de 4,000 kilogrammes; la Salsepareille (*Smilax salsaparilla*); les grains de Maniguette (*Amomum malaguetta*); la racine diurétique du Balisier (*Canna indica*); l'Aouara *Astrocaryum viride*), à racine antisyphilitique; la Liane contre-poison (*Aristolochia*); la Centaurée (*Coutoubea spicata*); les feuilles emménagogues et antisyphilitiques du grand Matevé (*Potalia amara*); du curare venant du Rio-Negro; les feuilles pectorales de Carmentin, ou Herbe au charpentier (*Justicia pectoralis*); des graines de Sésame; le Pareira-brava ou Liane amère; les feuilles antispasmodiques et les graines émétiques de Corossol (*Anona muricata*); la bonne Liane amère (*Nhandiroba*); des citrons, des oranges et du citrate de chaux; l'écorce éméto-cathartique de Bois balé (*Guarea trichilioides*); les fruits de l'*Anda gomesii*, euphorbiacée drastique; le *Quassia amara*; les feuilles antispasmodiques et stimulantes de Citronnelle ou Goyavier aromatique (*Psidium aromaticum*); la Liane poison (*Lonchocarpus nicou*), et le bois Conavay (*Conami brasiliensis*), employés pour enivrer le poisson; la résine Animé (*Hymenæa courbaril*), et un bois aphrodisiaque d'origine indéterminée.

Saint-Pierre et Miquelon, dont les pêcheries sont fréquentées par plus de 4,000 navires et qui exportent pour 8 millions de francs de Morue, tant verte que sèche, produisent des huiles de foie de Morue pour une somme de 700,000 francs environ. Les huiles blanches et blondes, obtenues sans le concours d'agents chimiques décolorants, peuvent rivaliser avec les meilleures huiles de provenance anglaise; des huiles de Squale et de Raie pastenaque sont recueillies dans une atmosphère d'acide carbonique qui s'oppose à toute altération par le contact de l'air, et leur assure ainsi la supériorité sur les produits du même ordre.

Le Sénégal, qui exporte des Gommes dites arabiques pour 4,500,000 francs, de l'huile de Palme, des Arachides et des noix de Touloucouna pour plus de 5 millions de francs; de la Cire pour 500,000 francs; du Tabac, du Henné et de l'Indigo; du Santal rouge, du Caoutchouc et de la Gutta-Percha, et qui commence à produire le Café et le Cacao, nous envoie comme produits plus spécialement médicinaux :

Des fruits et de la poudre de feuilles d'Aloo (*Adansonia digitata*), antidyssentérique; les écorces toniques et fébrifuges de *Carapa Touloucouna* et de Caïl-cedra (*Khaya senegalensis*) les gousses astringentes de plusieurs *Acacia*.

Le Gabon expose, avec l'huile de Palme, la gomme Copal, la Cire, le Caoutchouc et le Santal rouge ; les graines excitantes et vermifuges de poivre Mangoulou (*Amomum citratum*); l'Inée ou Onaye (*Strophanthus*), dont les graines, violent poison du cœur, servent à empoisonner les flèches des Pahouins; la racine tonique d'Iboga (*Tabernœmontana*); les graines toxiques de l'Atchimé (*Ignatia*); la racine de Casa ou Icaja (*Strychnos*), employée comme poison d'épreuve dans les jugements; la graisse antirhumatismale des graines de d'Iavé (*Bassia*); l'Ogana ou poivre de Guinée (*Uvaria œthiopica*); la graine astringente du Gourou (*Sterculia acuminata*); l'Ogina-gina (*Haronga paniculata*), dont l'écorce et les feuilles servent en fumigations pour guérir les fistules; le Citron de mer ou Elozi Zégué (*Ximenia americana*), laxatif; les graines toxiques d'un Mucuna;

la fève de Calabar (*Physostigma venenosum*), toxique, mais
précieuse dans la mydriase, par sa propriété de contracter la
pupille; l'écorce vomitive et les fruits fébrifuges d'Ogagouma
(*Tetrapleura Thonningii*); l'écorce anthelminthique de Bou-
loko; celle de Camma, toxique; l'Ajigo ou Olivier du Gabon;
l'Ourendé, fruit aphrodisiaque, et une racine enivrante non dé-
nommée.

L'île de *La Réunion*, dont la principale culture est celle de la
Canne à sucre, qui couvre 48,000 hectares, consacre 2,000 hectares au Caféier, autant au Manioc, 500 hectares à la Vanille et
au Vanillon; 200 hectares au Giroflier, et 700 hectares au Tabac;
elle est, après la Martinique et les Indes, celle de nos colonies
qui produit le plus grand nombre de plantes médicinales.
Son contingent à l'Exposition se compose des objets suivants :
La Patte de lézard (*Polypodium viridulum*), fougère antidyssentérique; l'*Adianthum rhizophorum*, pectoral et sudorifique;
l'*Equisetum elongatum*, prêle diurétique; le Vétyver (*Andropogon muricatus*), diaphorétique; le *Kellingia brevifolia*, cy-
péracée astringente; le Croc de chien, ou Salsepareille de
Bourbon (*Smilax anceps*); la Salsepareille officinale (*Smilax
salsaparilla*); le Faham ou thé de Bourbon (*Angræcum fragrans*), son infusion, d'une odeur suave, est vantée contre la
phthisie; les feuilles et pseudobulbes du Caramboile marron
(*Bolbophyllum nutans*); les fruits du petit Cardamome (*Amomum cardamomum*); les feuilles astringentes, l'écorce fébrifuge et le charbon antidyssentérique de l'Andrèse (*Celtis mada-
gascariensis*); les sommités et le suc résineux nommé « cherris »,
du Haschisch (*Cannabis indica*), narcotique hilarant; la Persicaire de Bourbon (*Polygonum serratum*), astringent; la Patience (*Rumex Patientia*), à racines et sommités dépuratives;
l'écorce de Bombarde (*Ambora tambourissa*), puissant emménagogue; le fruit du Ravensara (*Agatophyllum aromaticum*),
excitant; l'écorce de Cannelle des bois (*Laurus cupullaris*);
les racines toniques et fébrifuges de la Liane de bœuf (*Da-

nais fragrans); l'Herbe à bouc (*Ageratum conizoïdes*), composée sudorifique; les feuilles stimulantes et sudorifiques de l'*Eupatorium ayapana*; un *Gnaphalium*, usité comme pectoral; le Guérit-vite, ou Herbe divine (*Siegesbeckia orientalis*), dépuratif et cicatrisant; les feuilles et fleurs pectorales et dépuratives du *Senecio ambavilla*; les feuilles et tiges de Lingue (*Mussaenda arcuata*), toniques et fébrifuges; les feuilles stomachiques de Bois cassant (*Psathira borbonica*); l'Ipéca ou Scammonée de Bourbon (*Secamone emetica*); la racine, comme la précédente, émétique et antidyssentérique, de *Tylophora asthmatica*; la Liane sans feuilles (*Sarcostemma mauritiana*), hémostatique de l'uterus; le Bois amer (*Carissa xylopicron*), fébribuge et vermifuge; les feuilles et l'écorce, toniques et fébrifuges, du Bois jaune (*Ochrosia borbonica*); l'écorce de Bois d'oiseau (*Geniostemnia*), tonique; le *Leucas zeylanica*, labiée stimulante; l'écorce tonique de Bois de fer (*Sideroxylon borbonicum*); le Mapou (*Andromeda pyrifolia*), à écorce et feuilles antiblennorrhagiques; l'Anis doux (*Fœniculum dulce*); le Sureau de Bourbon (*Leea sambucina*), ampélidée à feuilles et fleurs diaphorétiques; l'écorce de Bois de tan (*Weinmannia macrostachya*), saxifragée astringente; l'écorce emménagogue et les boutons antiblennorrhagiques du *Michelia champaca*; le *Clematis mauritiana*, vésicant énergique à l'état frais; un *Fumaria* employé comme dépuratif; le Papayer (*Carica papaya*) dont le suc laiteux et les graines sont des vermifuges énergiques; les feuilles émollientes et les fleurs pectorales de l'*Hibiscus rosa-sinensis*, ou Hérisson rouge; le fruit à pulpe acidule du Baobab (*Adansonia digitata*); les feuilles et fleurs stomachiques et dépuratives de Fleur jaune (*Hypericum lanceolatum*); l'écorce tonique du Pamplemousse (*Citrus decumana*); l'écorce, les racines et les graines vermifuges de l'Arbre à chapelet (*Melia azedarach*); l'écorce emménagogue et les feuilles sudorifiques du *Quivisia ovata*; les feuilles astringentes de Cœur de bois gaulette (*Cupania alternifolia*); l'écorce et les feuilles astringentes du Châtaignier de Saint-

Domingue (*Cupania tomentosa*) ; les feuilles sudorifiques de bois Reinette (*Dodonœa burmanniana*) ; les feuilles antiblennorrhagiques de Joli cœur (*Celastrus undulatus*) ; les feuilles émollientes du Bois rouge à feuilles de Laurier (*Elœodendron orientale*) ; les graines de Tilly (*Croton tiglium*), à huile drastique et rubéfiante ; l'*Euphorbia pilulifera*, employée contre la morsure des serpents et diurétique ; la Rougette (*Euphorbia thymifolia*) ; les graines purgatives de Pignon d'Inde (*Jatropha curcas*) ; les graines émétocathartiques du Médicinier (*Jatropha multifida*) ; le petit Tamarin blanc (*Phillanthus niriri*), diurétique et dépuratif ; les graines et l'huile de Ricin (*Ricinus inermis*) ; la Patte de poule (*Toddalia paniculata*), feuilles et écorce amères et fébrifuges ; le petit Trèfle (*Oxalis corniculata*), acidule et antiscorbutique ; l'écorce astringente et dépurative du faux Benjoin (*Terminalia mauritiana*) ; le *Jossinia mespiloides*, myrtacée à écorce et feuilles dépuratives ; l'*Eucalyptus globulus*, stimulant, aujourd'hui naturalisé en Algérie et dans le Midi de la France ; des Cannelles Ceylan (*Cinnamomum zeylanicum*) et marron (*Laurus cupularis*) ; le Goyavier (*Psidium pyriferum*), antidyssentérique ; la ronce de Bourbon (*Rubus borbonicus*), à bois et feuilles astringents ; la liane Réglisse (*Abrus precatorius*) ; le *Cassia occidentalis*, purgatif ; les fruits du Tamarin (*Tamarindus indica*) ; les racines purgatives de la liane de Salam ; les graines résolutives de Vindéou (*Trigonella fœnum-grœcum*) ; de l'Arrow-root (*Maranta arundinacea*) ; des Muscades et du Macis (*Myristica moschata*).

Mayotte et Nossi-Bé ont exposé de beaux Indigos, du Riz, du Cacao, du Girofle, des huiles de Palme, de Coco et de Touloucouma, de la Cire, du Café et des graines de Sésame ; *Sainte-Marie-de-Madacascar*, l'écorce d'un *Gœrtnera*, employée sous le nom de Quinquina de Madagascar, et le Tanghin (*Tanghinia venenifera*), poison d'épreuve dans les jugements sur la côte de Madagascar ; l'écorce aromatique et stimulante d'Avoso.

Les Établissements français dans l'Inde étaient représentés à l'Exposition par une variété de substances bien propre à donner une idée de la richesse de la matière médicale des Indous. Avec l'Indigo, le Riz, le Café et diverses huiles, représentant ensemble une somme de 12 millions de francs dans leur commerce d'exportation, les Indes ont envoyé les articles suivants :

Noix et Cachou d'Arec, Bétel ou Vélé-bétilé, Benjoin, Damnara, Muscades, Gomme laque, Gomme pelliculée, baume du *Bosvellia thurifera*, Tabac, Aloès de combacanom, Caoutchouc, bois de Sandal (*Santalum album*), huile de Palme et huile de graines de Tabac ; la Mousse du Japon ou de Ceylan, dite aussi Gelée en branches (*Gracilaria lichenoides*), analeptique servant à la confection du célèbre Yang-yen des Chinois ; des nids d'Hirondelle salangane, (venant peut-être de Cochinchine ou de l'île de la Réunion) ; le Schœnanthe, (*Andropogon citratus*) stimulant ; le Vetyver (*Andropogon squarrosus*), les graines analeptiques du Bambou (*Bambusa arundinacea*) ; le *Damasonium indicum* et le *Melanthium indicum*, de la médecine indoue ; l'*Asparagus sarmentosus*, employé contre la variole ; la glorieuse de Malabar (*Methonica superba*), résolutif ; la racine émolliente du *Curculigo orchioides* ; le *Crinum latifolium*, à emplois divers dans la médecine indoue ; le *Pistia stratiotes*, détersif ; le *Scindapsus officinalis* de la médecine indoue ; la racine stimulante du Ganduna gouliame (*Alpinia galanga*) la racine tonique et excitante de Curcuma ou Safran des Indes (*Amomum curcuma*) ; la racine amère de *Costus speciosus* ; la Zédoaire de Ceylan (*Curcuma zedoaria*) ; le Gingembre *Zingiber officinale*) ; les racines astringentes de *Calamus fasciculatus* ; le Pippula-moola (*Chavica roxburghii*), diurétique et sudorifique ; le poivre Cubèbe (*Piper Cubeba*), antiblennorrhagique ; le *Piper geniculatum*, stimulant ; le Cheveinn ou poivre noir (*Piper nigrum*), tige et feuilles ; la racine et les fruits du *Ficus dæmonium*, vénéneux ; les fruits toniques du *Ficus indica* ; l'écorce, les feuilles et les fruits des *Ficus tomen-*

.tosa, bengalensis, obtusifolia, racemosa, religiosa et virens, de la médecine indoue ; les graines astringentes de l'*Achiranthes aspera* ; le Carvah Patté (*Cinnamomum iners*), à écorce stimulante ; le *Tetranthera monopetala*, de la médecine indoue ; les racines toniques et emménagogues des *Aristolochia indica* et *bracteata* ; les racines vésicantes des *Plumbago rosea* et *zeylanica* ; la Valériane du Bengale (*Valeriana jatamansi*), à racine antispasmodique ; l'*Artemisia maderuspatana*, antispasmodique ; l'*Eclipta prostrata*, employé contre l'éléphantiasis ; l'*Ethulia divaricata*, tonique ; les *Sphœranthus indicus* et *zeylanicus*, stomachiques diurétiques ; le *Verbesina calendulacea*, désobstruant ; le *Vernonia anthelminthica*, ténifuge ; le *Rundia dumetorum*, rubiacée vomitive ; le *Gentiana chirayta* et l'*Exacum hyssopifolium*, toniques et fébrifuges ; la racine d'*Asclepias prolifera*, émétique et antihydrophobique (?) ; l'*Asclepias volubilis*, à racine expectorante et antihydropique ; l'écorce émétique et fébrifuge (?) du *Colotropis gigantea* ; les feuilles et racines éméto-cathartiques du *Cynanchum extensum* ; la Salsepareille de l'Inde (*Hemidesmus indicus*); la liane Tonkin (*Pergularia odoratissima*), dont les racines sont usitées dans la médecine indienne ; les racines et tiges dépuratives du *Periploca esculenta* ; la racine vomitive du *Periploca sylvestris* ; la racine émétique et antidyssentérique du *Tylophora asthmatica* ; les feuilles purgatives des *Allamanda cathartica* et *verticillata* ; le *Cerbera odollam*, violent drastique ; l'écorce, usitée dans les affections cutanées, du *Nerium odorum* ; l'écorce purgative et antiblennorrhagique du Frangipanier, ou bois de lait (*Plumiera alba*) ; les feuilles drastiques du *Thevetia neriifolia* ; la racine et les graines antidyssentériques du *Wrightia antidyssenterica* ; l'écorce et les graines toxiques de la fève de S. Ignace (*Igniatia amara*); les graines dites Noix vomiques, les feuilles et l'écorce (connue sous le nom de fausse Angusture), du Camiram vomiquier (*Strychnos nux vomica*) ; les graines de Titan-Cotté (*Strychnos potatorum*), toxiques et cependant employées à cla-

rifier l'eau, dans laquelle ne se dissout pas leur principe actif; le *Lavandula carnosa*, employé en topiques résolutifs; le Toomy (*Leucas aspera*), de la médecine indoue ;
le *Nepeta malabarica*, stimulant et antidyssentérique ; les
Ocimum Basilicum, *tenuiflorum*, *polystachion*, *prostratum*
et *adscendens*, employés comme pectoraux ; les racines du
Basilicum album, employées dans les cérémonies du culte
de Vischnou ; le *Salvia bengalensis* et le *Phlomis indica*,
stimulants ; les fleurs sudorifiques du *Borrago zeylanica;*
l'*Heliotropium indicum*, détersif usité contre la morsure des
serpents venimeux; les feuilles résolutives de l'*Argyreia
bracteata ;* l'écorce purgative et les feuilles résolutives de
l'*Argyreia malabarica ;* l'*Evolvulus alsinoides,* antidyssentérique ; la racine drastique de Turbith (*Ipomœa Turpethum*); le
Chikrassia tabularis, dont l'écorce est employée contre les
maux de dents ; les racines antiépileptiques, les feuilles et
les fruits narcotiques des *Datura fastuosa* et *Metel ;* les
racines narcotiques et diurétiques du *Physalis flexuosa ;* le
Solanum jacquinii, plante amère et expectorante, dont les fruits
servent au Kari ; le *Solanum trilobatum*, à racines et feuilles
toxiques, fleurs et fruits pectoraux; l'*Herpestes Monniera*, scro-
fulacée de la médecine indoue ; le Caron natchi (*Gandarussa
vulgaris*), émétique ; le *Justicia paniculata*, tonique amer ;
le *Lepidagathis cristata*, petite acanthacée employée dans la
médecine indoue ; les racines amères de *Bignonia cheloides;*
le *Martynia viscosa* et le *Pedalium murex*, pédalinées émollientes et mucilagineuses ; l'*Embelia ribes*, myrsinée dont les
fruits carthartiques et vermifuges sont employés pour sophisti-
quer le poivre noir ; l'écorce et les fruits astringents, les graines
oléagineuses du *Mimusops elengi;* les graines stimulantes
du Fenouil puant (*Anethum Sowa*) ; la Coriandre (*Coriandrum
sativum*), remarquable par la forte odeur de punaise qui s'exhale
de la plante verte froissée; le Cumin (*Cuminum cyminum*),
employé dans la médecine vétérinaire indoue comme dans
celle d'Europe ; l'Anis doux (*Fœniculum dulce*) ; le Bevilaqua

(*Hydrocotyle asiatica*), préconisé dans la lèpre et l'éléphantiasis (surtout quand on l'associe à l'arsenic) ; les graines aromatiques stimulantes du *Ptychotis ajowan* ; les *Vitis carnosa*, *pedata*, *quadrangularis*, *roxburgii*, *setosa* et *tomentosa*, dont les racines et les feuilles acidules sont utilisées comme résolutives et rafraîchissantes ; la Coque du Levant (*Anamirta cocculus*), antipsorique et employée pour prendre le poisson ; les racines antidyssentériques du *Clypea burmanii* ; les *Cocculus cordifolius* et *Pluckenetii*, toniques amers ; l'*Argemone mexicana*, dont le suc est antiophthalmique ; le Pavot (*Papaver somniferum*) et son opium ; le Ben (*Moringa pterigosperma*), à gomme et racine antidyssentériques ; le *Capparis horrida*, dont la racine fait partie de la matière médicale des Indous ; la racine, qui passe pour analeptique, du *Niebuhria oblongifolia* ; la racine et les graines vermifuges et rubéfiantes du *Polanisia viscosa* ; l'*Ionidium fruticosum*, employé par les Indous dans les affections des voies urinaires ; les fruits purgatifs du *Bryonia epigœa* ; le *Bryonia laciniosa*, antibilieux ; le *Bryonia scabra*, à racines diurétiques ; le *Bryonia scabrella*, à racines carminatives et à fruits sudorifiques ; la Coloquinte (*Cucumis colocynthis*), drastique ; le *Cucumis trigonus*, à fruits purgatifs ; le *Luffa amara*, de la médecine indoue ; le *Mollugo cerviana*, portulacée diaphorétique ; les racines apéritives du *Trianthema decandra* et celles d'une autre espèce de *Trianthema*, la Saranée des Indous ; le *Malva mauritiana*, émollient ; les *Pavonia odorata* et *zeylanica* dont les feuilles sont émollientes, les racines fébrifuges et les tiges utilisées comme matières textiles ; le *Thespesia populnea* dont les tiges fournissent un charbon spécialement estimé comme antiseptique ; l'écorce astringente et mucilagineuse du *Bombax malabaricum* ; l'*Isora corylifolia*, liliacée dont les fruits pulvérisés et mêlés à l'huile de ricin cicatrisent les ulcérations des oreilles, tandis que les feuilles passent pour antibilieuses ; le *Calophyllum inophyllum*, à écorce détersive et à graisse huileuse, employée contre la gale et d'autres maladies de la peau (des applications semblables sont faites à la Martinique, de l'écorce et de l'huile des graines du *Calophyllum calaba*; les fruits antidyssentériques de l'*Aegle marmelos*; le *Bergera kœnighii*, de la médecine indoue; les fruits rafraîchissants, les feuilles stomachiques, la gomme antidyssentérique des fruits du *Feronia elephantum*; les feuilles toniques et servant à préparer un hydrolat stimulant, du *Murraya exotica*; l'écorce fébrifuge et détersive du Margosier (*Azadirachta indica*); les graines vermifuges et l'huile de graines, antirhumatismale, de la même plante; le fruit pectoral et antidyssentérique du *Zizyphus jujuba*, arbrisseau distinct du *Z. vulgaris*, qui donne dans la région méditerranéenne (côtes d'Afrique, Italie et Provence) les jujubes de notre matière médicale; le fruit expectorant du *Sapindus emarginatus*; le *Polygala telephioides*, usité dans l'Inde contre le catarrhe chronique; la racine, employée dans la médecine indoue, du *Celastrus paniculatus*; un grand nombre d'euphorbiacées, entre lesquelles nous citerons les feuilles stomachiques, antidyspepsiques et antidiarrhéiques de l'*Acalypha betulina*, les racines purgatives et les feuilles doucement laxatives de l'*A. indica*, l'Adouvin des Indous (*Cluytia collina*), plante toxique, l'*Euphorbia hypericifolia*, dit Jean Robert, antidyssentérique très-estimé, l'*Euphorbia macrophylla*, vermifuge, la Pariétaire de Pondichéry (*E. pilulifera*), diurétique et employée contre la morsure des serpents, l'*E. rosea*, de la médecine indoue, les racines de Kalli, *E. Tirucalli*), dont le suc est un violent éméto-cathartique; les graines drastiques du *Jatropha gossypifolia*; les feuilles et fruits diurétiques des *Phyllanthus multiflorus* et *Niruri*; les graines et l'huile purgatives, les feuilles émollientes des *Ricinus communis* et *inermis*; les coques vermifuges du *Rottlera tinctoria*; les racines diaphorétiques des *Tragia cannabina* et *involucrata*; les fruits de l'*Anacardium occidentale* et de l'Anacarde d'Orient (*Semecarpus anacardium*); le *Toddalia aculeata*, zanthoxylée à racines et à écorce fébri-

fuges ; l'écorce fébrifuge de l'*Ailanthus excelsa ;* l'*Oxalis
sensitiva*, tonique amer ; les fruits astringents des *Terminalia
bellerica* et *T. citrina ;* l'écorce astringente du *Terminalia
tomentosa ;* l'écorce, purgative et vermifuge, de la racine et de
la tige de l'*Alangium decapetalum ;* l'*Ammania vesicatoria*,
lithrariée vésicante ; la Citronelle ou Goyavier aromatique
(*Psidium aromaticum*) , à feuilles stimulantes et antispasmodiques ; l'essence de Cajeput (*Melaleuca leucadendron*) ;
l'écorce et les feuilles fébrifuges du *Barringtonia acutan-
gula ;* l'écorce fébrifuge et les fruits, propres à enivrer le
poisson, du *Barringtonia racemosa ;* l'écorce anthelminthique
de la racine de Grenadier (*Punica granatum*) ; une grande
variété de légumineuses, savoir : les graines toxiques (?), les
racines rafraîchissantes de Cascavelle ou liane Réglisse (*Abrus
precatorius*) ; le *Butea frondosa*, dont l'écorce est astringente,
les graines oléagineuses et vermifuges ; le *Butea superba*, dont
les graines font partie de la matière médicale indoue ; le
Clitoria ternatea, dont les racines et les graines sont estimées
vomitives et diurétiques, dans l'Inde, emménagogues, aux
Antilles ; les feuilles et fleurs de l'*Indigofera aspalathoïdes*,
réputées émollientes ; l'*Indigofera paucifolia*, usité en gar-
garisme dans la salivation mercurielle, et regardé par les
Indous comme l'antidote de tous les poisons ; le *Tephrosia
purpurea*, usité contre la dyspepsie et la tympanite ; le Fenugrec (*Trigonella Fœnum-grœcum*), à graines résolutives et
propres à donner de l'embonpoint ; l'écorce de *Bauhinia
purpurea*, employée dans la médecine indoue ; les *Cassia
absus* et *alata*, à feuilles et graines antiherpétiques, anti-
ophthalmiques, et réputées contre la morsure des serpents ;
les *Cassia elongata* (Séné de Tinnevelly) et *C. obtusa*, dont
les feuilles et follicules sont un purgatif apprécié ; le *Dalbergia
lanceolaria*, dont la racine est astringente et les tiges employées pour enivrer le poisson ; le *Pongania glabra*, dont les
graines renferment une huile estimée contre les maladies de la
peau ; le Bonduc ou Macata arrête-nègre (*Guilandina bondu-*

cella), à graines toniques et fébrifuges ; l'écorce astringente et le fruit laxatif du Tamarin (*Tamarindus indica*) ; le Cachou (*Acacia cathecu*), astringent célèbre dans l'Inde et très-usité en Europe ; l'écorce et les fruits astringents des *Acacia amara, farnesiana, speciosa* et *sundra* ; les graines toniques de l'*Adenanthera Pavonina;* les racines et l'écorce astringentes du Bois noir (*Albizzia lebeck*) (l'écorce de l'*Albizzia anthelminthica* est fort employée, sous le nom de Mussena, en Abyssinie, où on la préfère au Kousso, qui, dit-on, ne ferait pas rendre ordinairement la tête du ténia) ; les fruits astringents du *Mimosa abstergens;* les *Mylabris indica, puncta* et *pustulata,* insectes vésicants qui remplacent dans l'Inde les cantharides ; des Myrobolans emblies (*Emblica officinalis*); les graines purgatives du Sablier (*Hura crepitans*).

La Cochinchine est une grande et fertile colonie appelée à nous consoler de la perte des Indes. Véritable grenier des États de l'extrême Orient, elle sera, quand ses produits naturels auront été plus complétement reconnus et multipliés par l'acclimatation, l'une des grandes officines de notre matière médicale.

Déjà elle fournit, avec du Sucre et du Riz (1), des Noix et du Cachou d'Arec, du Tabac qui ne le cède pas à celui de Manille, des Arachides, du Sésame, de l'huile de Coco et de l'huile de bois, du Benjoin, de l'Indigo, des Tamarins, de la Cire et du Miel, du Bétel, du Camphre, du Gingembre blanc ou Cardamome de Saïgon, du Cardamome rond (*Cinnamomum racemosum*), du Poivre noir, des Noix Muscades et du Macis, de la Cannelle analogue à celle de Chine (*Cinnamomum aromaticum*), de la Cannelle de Saïgon (*Sassafras parthenoxylon*), de la Vanille, du Curcuma, de l'Anis étoilé (*Illicium anisetum*), du Betel (*Piper Betle*), du Cumin (*Cuminum cymi-*

---

(1) Le Riz, principale richesse de la Cochinchine, ne pourra s'exporter dans les régions lointaines que lorsqu'il aura été soumis à l'étuvage. On assure que des appareils se montent à Saïgon.

num), de l'Assa fœtida (*Ferula Asa fœtida*); des pommes d'Acajou (*Anacardium occidentale*), dans lesquelles on distingue : le gros pédoncule charnu, qui est alimentaire et donne par fermentation du vin et du vinaigre ; le péricarpe réniforme et ligneux, divisé en logettes contenant une huile très-âcre, employée à ronger les cors, à marquer le linge ou à faire du vernis ; l'amande bonne au goût, douée, dit-on, de la propriété d'exalter la mémoire et contenant une huile siccative ; les fruits purgatifs et les graines oléifères du *Momordica mixta ;* de l'Orseille d'arbres (*Roccella montagnei*) ; de l'écorce et de l'extrait astringent de Filao (*Casuarina equisetifolia*); des racines de Sayaver (*Oldenlandia umbellata*) et de Manjuttee (*Rubia cordifolia*) ; de la Gomme-gutte (*Hebradendron cambogioides*), purgatif drastique fort usité ; l'écorce astringente et les fruits du *Zizyphus jujuba ;* l'écorce, riche en tanin, du *Rhizophora mangle ;* des graines de Nelumbo (*Nelumbium speciosum*), alimentaires et antidyssentériques ; des Gommes laques ; du Café, premier produit d'une culture appelée à un grand développement ; les vessies natatoires du poisson Moï-Duomy, pour préparer l'ichthyocolle ; des nids analeptiques d'hirondelle Salangane ; des peaux d'Hippopotame pour fabrication de la gélatine ; de l'huile de poisson propre à divers usages, et, en particulier, au traitement des affections cutanées.

La *Nouvelle-Calédonie*, où beaucoup de produits des régions intertropicales pourraient être naturalisés, tant dans ses plaines basses que sur les montagnes, produit en abondance la noix de Bancoul (*Aleurites triloba*), dont l'huile, légèrement purgative, pourrait remplacer l'huile de lin par ses qualités siccatives ; de la résine Dammara (*Damnara ovata*); du bois de Sandal (*Santalum austro-caledonicum*) ; de la gomme Copal demi-dure ; de l'huile de Coco ; un *Ocotea* à écorce aromatique et stimulante ; de l'Anacarde d'Orient (*Anacardium orientale*), à suc caustique ; le Nolé (*Rhus atra*), à pédoncules alimentaires, tandis que le suc du péricarpe est caustique et celui du tronc, vénéneux; le Niaouli (*Melaleuca viridiflora*), myrtacée dont l'huile essentielle, analogue à celle de Cajeput, a été employée contre le rhumatisme chronique; l'écorce astringente du *Baloghia Pancheri*; la résine d'*Araucaria*; l'écorce aromatique de l'*Ocotea Pichurim*; les graines de Ricin; les gousses astringentes de l'*Acacia farnesiana*; de la racine de Manioc (*Jatropha manihot*); les feuilles vulnéraires du *Plumbago zeylanica*; plusieurs variétés de Café; l'huile purgative du *Ximenia elliptica*; le Thé de Lifou (*Limonia minuta*); les gomme-résines de *Rhus atra* et de *Tabernæmontana macrophylla*; de la gomme d'*Aralia*, d'*Arillastrum gummiferum* et d'une Guttifère indéterminée.

L'*Ile de Tahiti*, dont le sol convient aussi bien que celui de la Nouvelle-Calédonie et de la Cochinchine à la culture de la Canne à sucre et du Café, et dont les montagnes pourraient être l'objet de divers essais de naturalisation, notamment pour le Quinquina, fournit déjà un certain nombre d'objets d'histoire naturelle médicale, spontanés ou introduits, parmi lesquels nous avons compté: le Tabac, l'Indigo, du Café, des Oranges et des Citrons, de la Vanille, de l'Arrow-root dit de Tahiti ou Pia (*Tacca pinnatifida*) et du Manioc, des Noix de Bancoul et de Coco, du Sandal, le Tianina (*Hernandia sonora*), dont l'écorce compte dans la médecine indigène; le Torœa (*Chiococca barbata*) à écorce diurétique; la racine stupéfiante du Kawa-Kawa (*Piper methysticum*); l'Hutu ou *bonnet carré* (*Barringtonia speciosa*), myrtacée dont les fruits enivrent le poisson, des noix de Sébeste (*Cordia sebestina*), des Éponges, du Caoutchouc, de la gomme de Coco ou Haari-Tapau, de la gomme de Maïoré ou Arbre à pain (*Artocarpus incisa*), de Tamanu (*Calophyllum inophyllum*) et de Bancoulier, de la Gomme arabique fournie par l'*Acacia nilotica*, et les fruits astringents de la même plante.

Les *Iles Marquises* rappellent, par leurs produits, Tahiti et la Nouvelle-Calédonie; nous y trouvons, en effet, avec le Sucre et le Café, comme produits principaux, l'Indigotier, qui croît spontanément et est d'une belle espèce, le Tabac, la noix de Bancoul, qui y abonde, et la noix de Touloucouma. Un grand nombre de plantes des contrées les plus diverses pourront être naturalisées dans les divers climats des îles Marquises, comme sous ceux de nos autres colonies de l'Océanie.

§ 4. — Algérie.

L'*Algérie* fournit à notre thérapeutique un assez grand nombre de produits, et on ne saurait douter qu'elle ne soit appelée à faire plus encore. On peut citer, parmi les envois de l'Algérie : la gomme-résine vésicante du *Thapsia villosa*, employée avec succès comme succédané de la Cantharide, dont elle n'a pas les effets irritants sur la vessie ; des Salsepareilles (*Smilax aspera* et *Smilax mauritanica*) ; du Séné (*Cassia abovata*) ; des Dattes (*Phœnix dactylifera*) et les autres fruits pectoraux ; les graines et l'huile du Ricin (*Ricinus communis*), plante arborescente en Afrique ; du Safran (*Crocus sativus*) ; du Haschisch (*Cannabis sativa*, var. *indica*) ; le *Cytinus hypocistis*, dont le suc est antidyssentérique et antiblennorrhagique ; le *Cynomorium coccineum*, employé aussi comme astringent ; la gomme de l'*Atractylis* (*Carlina*) *gummifera* ; de la Coralline blanche (*Corallina officinalis*) ; de la mousse de Corse (*Gigartina Helminthocorton*, etc.) ; du Semen-contra, divers *Artemisia*; des racines de Grenadier (*Punica Granatum*) ; le *Clematis flammula*, dont les feuilles sont vésicantes; la grande et la petite Douve (*Ranunculus lingua, Ranunculus flammula*), âcres et donnant une eau distillée émétique ; l'*Helleborus lividus*, dont les racines servent chez les Arabes à l'entretien des sétons, surtout dans la médecine vétérinaire ; le *Nigella sativa*, à graines aromatiques et excitantes ; le *Delphinium Staphysagria*, dont les graines âcres sont antipédiculaires; la racine antispasmodique de Pivoine (*Pœonia officinalis* et *Pœonia russi* [?]); l'écorce fébrifuge de la racine du *Berberis Ætnensis* ; de l'Opium (*Papaver somniferum*) ; l'ubiquiste

Coquelicot (*Papaver somniferum*), doux narcotique et pectoral ; le Pavot cornu (*Glaucium corniculatum*), employé en
topique comme cicatrisant ; l'*Hypecoum procumbens*, estimé
narcotique ; les *Fumaria agraria* et *Fumaria spicata*, qui
remplacent comme dépuratif amer notre *Fumaria officinalis*;
l'apéritive Moutarde blanche (*Sinapis alba*) et une espèce suc-
cédanée (*Sinapis dissecta*) ; l'aphrodisiaque Roquette (*Eruca
sativa*), l'une des plantes naturalisées sur les ruines des châteaux
de la renaissance ; le *Diplotaxis erucoides*, qui remplace en
Afrique notre *Diplotaxis muralis* (fausse Roquette) comme
pectoral et antiscorbutique ; l'*Hesperis* (*Malcolmia*) *africana*,
incisive et dépurative comme notre Julienne (*Hesperis matro-
nalis*) ; le *Sisymbrium polyceratum*, employé aux mêmes usages
que l'Herbe aux chantres (*Sisymbrium officinale*) ; la Sagesse
des chirurgiens (*Sisymbrium sophia*) ; le *Cochlearia glastifolia*,
antiscorbutique ; le *Lepidium Iberis*, qui passe pour fébrifuge ;
le *Senebiera pinnatifida*, stimulant et antiscorbutique ; le
Câprier (*Capparis spinosa*), stimulant ; le Ladanum, gomme-
résine des *Cistus ladaniferus*, *Cistus creticus* et *Cistus laurifo-
lius*; l'*Helianthemum lictum*, réputé antiphthisique comme
notre *Helianthemum vulgare* ; le *Reseda suffruticulosa*, diaphorétique ; le *Polygala monspeliaca*, anticatarrhal ; le *Malva
althœoides* et l'*Althœa officinalis*, émollients ; l'*Hypericum
australe*, vulnéraire et diurétique ; le *Tribulus terrestris*,
rutacée diurétique et à graines antidyssentériques ; la Rue
(*Ruta graveolens*) et ses congénères (*Ruta bracteosa* et *Ruta
angustifolia*), antihystériques et abortifs ; le Redoul (*Coriaria
myrtifolia*), sorte de faux Séné ; le Jujube, fruit du *Zizyphus
vulgaris*, réputé pectoral ; l'Épine du Christ (*Paliurus austra-
lis*), dont les feuilles sont réputées astringentes et les fruits
incisifs, expectorants ; les graines d'Ambrette ou d'Avignon
(*Rhamnus infectorius*), l'Alaterne (*Rhamnus alaternus*), aux
feuilles astringentes; les *Pistacia lentiscus* ou arbre à mastic,
Pistacia terebinthus, qui donne la térébenthine de Chio, et
Pistacia vera, dont les fruits stimulants ne sont autres que les

pistaches ; le Sumac ou Vinaigrier (*Rhus Coriaria*), à feuilles fébrifuges(?) et à graines antidyssentériques ; le Fustet ou bois jaune (*Rhus Cotinus*), dont l'écorce passe pour fébrifuge ; la Camelée (*Cneorum tricoccum*), à feuilles purgatives ; l'*Ana-gyris fœtida*, dont les feuilles sont, comme celles du Séné, un doux purgatif ; le *Spartium junceum*, diurétique ; le *Genista aspalathoides*, purgatif ; l'*Ononix natrix*, à racines apéritives ; l'*Anthyllis rubrifolia*, vulnéraire ; le Fenugrec (*Trigonella Fœnum-grœcum*), aux graines mucilagineuses et résolutives ; le *Melilotus italica*, résolutif (la plante prend en séchant l'odeur agréable de la fève de Tonka) ; le *Lotus hirsutus*, anti-hémorrhoïdal (?) ; l'*Astragalus tragacantha*, plante à laquelle on a longtemps attribué la gomme adragante que produisent l'*Astragalus verus* (gomme en plaques) et l'*Astragalus cre-ticus* (gomme vermiculée) ; le Baguenaudier (*Colutea arbores-cens*), dont les feuilles purgatives sont parfois mêlées au Séné ; le *Glycyrrhiza glabra*, introduit (?) en Algérie, où sa culture est appelée à se développer ; le faux Baguenaudier (*Coronilla emerus*), purgatif, et le *Coronilla varia*, diurétique dangereux ; le *Ceratonia siliqua* ou Caroubier, grand arbre dont les fruits sucrés et alimentaires sont légèrement laxatifs ; l'*Amygdalus communis amara*, dont les graines, riches en principes hydro-cyaniques, sont la base d'importantes préparations médicales ; la Filipendule (*Spirœa filipendula*), dont les racines sont anti-dyssentériques ; le *Tamarix africana*, à écorce diurétique et sudorifique ; le *Myrtus communis*, astringent ; le Concombre d'âne (*Ecballium elaterium*), dont les fruits, très-amers, sont un violent éméto-cathartique ; la Coloquinte (*Cucumis colocyn-thia*), purgatif drastique ; l'*Herniaria hirsuta*, diurétique ; la Raquette (*Cactus opuntia*), dont les fruits sont rafraîchissants et les feuilles purgatives (?) ; la Glaciale (*Mesembryanthemum cristallinum*), vantée dans la strangurie, etc. ; l'Herbe aux cure-dents (*Daucus visnaga*), commune dans la plaine de Bone, où les Arabes la mastiquent pour raffermir les gencives ; le Daucus de Crète (*Athamantha cretensis*), à graines carminatives ; le

Daucus gummifer, aromatique stimulant ; l'*Opoponax chiro-nium*, qui donne par incision la gomme résine Opoponax ; le *Crithmum maritimum*, anthelminthique ; les fruits cordiaux et emménagogues du *Seseli tortuosum*, de l'*Ammi majus*, du *Sison amomum*, du *Smyrnium olusatrum* ; les racines diurétiques de l'*Apium graveolens*, du *Fœniculum officinale* et de l'*Eryngium maritimum;* le Gui de l'Oxycèdre (*Arceutobium Oxicedri*), réputé antiépileptique ; le *Viburnum Tinus*, aux baies purgatives ; le Chèvrefeuille (*Lonicera Caprifolium* et *Lonicera etrusca*), employé contre l'asthme et l'angine ; l'Alisari (*Rubia tinctorum*), dont la racine, riche en matière colorante rouge, passe pour diurétique et emménagogue ; les *Galium verum, Galium maritimum* et *Galium Mollugo*, antispasmodiques et antiépileptiques (?) ; l'Herbe à l'esquinancie (*Asperula cynanchica*) ; l'*Eupatorium corsicum*, diaphorétique, succédané de l'Eupatoire d'Avicennes ; l'*Aronicum corsicum*, vulnéraire ; le *senecio doria*, antidyssentérique ; la Santoline ou Aurone femelle (*Santolina chamœcyparissus*), anthelminthique ; le *Diotis candidissima*, aromatique et amer, passe pour antidyspepsique, antigoutteux et antiphthisique ; l'*Achillea ageratum* (Eupatoire de Mesué) vermifuge ; le Chardon bénit (*Cnicus benedictus*), amer, vermifuge et fébrifuge (les Arabes en mangent les jeunes pousses); le *Scolymus hispanicus*, dont la racine alimentaire est diurétique ; l'Arbousier ou Fraisier en arbre (*Arbutus unedo*), dont les fruits, les feuilles et l'écorce sont antidyssentériques ; le rhizome du *Cyclamen neapolitanum*, drastique et abortif (on en a isolé la cyclamine, matière blanche non azotée) ; le *Coris monspeliensis*, charmante primulacée dont la racine, vomitive, passe chez les Arabes pour antisyphilitique ; l'Aliboufier (*Styrax officinale*), arbre aromatique auquel on a longtemps attribué le storax ; le *Phillyrœa latifolia*, à feuilles astringentes, employées contre les affections de la bouche et la laryngite ; le *Vinca media*, vulnéraire et astringent comme la petite Pervenche de nos bois (*Vinca minor*) ; le Laurier rose *Nerium Oleander*), âcre et antipsorique ; le *Cynanchum mons-*

speliense, dont le suc laiteux desséché constitue une sorte
inférieure de Scammonée; le *Vincetoxicum nigrum* ou Dompte-
Venin noir, réputé utile contre la morsure des serpents venimeux; l'*Erythræa maritima*, fébrifuge amer; les *Convolvulus
soldanella* et *Convolvulus althœaoides*, dont les racines sont
résineuses et purgent comme celles du Jalap; le *Cuscuta alba*,
réputé apéritif et antiphthisique; le *Cerinthe aspera* ou
major, léger astringent; le *Borrago laxiflora*, émollient succédané de notre Bourrache (*Borrago officinalis*); la racine
astringente du *Symphytum mediterraneum* ou Consoude de
Barbarie; la vraie Buglosse (*Anchusa officinalis*), pour laquelle
on donne en France l'*Anchusa italica*, et la Buglosse noirâtre
(*Anchusa undulata*), émollients; la racine d'Orcanette (*Alkanna
tinctoria*), qui contient une matière colorante rouge; la Vipérine d'Algérie (*Echium plantagineum*), émollient mucilagineux,
la Cynoglosse argentée (*Cynoglossum cheirifolium*), vulnéraire,
réputée utile contre les ulcères malins; les Verrucaires (*Heliotropium europæum* et *Heliotropium curassavicum*); le Lyciet
(*Lycium barbarum*), sédatif; la Morelle à baies rouges (*Sola-
nun miniatum*), doux narcotique; la Pomme épineuse violacée
(*Datura chalibœa*), violent narcotique, ainsi que les *Hyoscyamus albus* et *Hyoscyamus major*, succédanés de notre
Jusquiame noire (*Hyoscyamus niger*), les *Verbascum sinuatum*
et *Boerhavii*, dont les fleurs sont réputées pectorales comme
celles du Bouillon blanc (*Verbascum thapsus*); les *Scrofularia
canina* et *Scrofularia peregrina*, dont le decoctum passe pour
guérir les chiens de la gale; le Muflier (*Antirrhinum majus*),
amer et stimulant, ainsi que l'*Antirrhinum tortuosum;* le
Veronica anagalloides, dépuratif et antiscorbutique, succédané
des *Veronica anagallis* et *Veronica beccabunga*; la Cymba-
laire (*Veronica cymbalaria*), plante âcre, fort employée dans
la médecine homœopathique; le Stœchas arabique (*Lavandula
Stoechas*), antiasthmatique et anticatarrhal; l'Aspic (*Lavandula spica*), qui donne une huile essentielle très-employée
comme antirhumatismale, antipédiculaire, et dans la médecine

vétérinaire ; la Lavande officinale (*Lavandula vera*), excitant, tonique, etc., les *Mentha insularis* et *Requienii*, stimulants et antispasmodiques ; le Dictame de Crète (*Origanum dictamnus*), plante aromatique et amère dont la célébrité remonte à l'antiquité la plus reculée ; beaucoup de labiées (*Thymus vulgaris* et *Thymus herba-baronna*, *Satureia hortensis*, *Satureia montana*, *Satureia græca*, *Calamintha corsica* et *Calamintha glandulosa*, *Melissa*, *Rosmarinus*, *Salvia officinalis* et *Salviasclarea*, *Nepeta agrestis*) qui sont principalement aromatiques et stimulantes, tandis que plusieurs autres (*Phlomis lychnitis* et *Phlomis herba-venti*, *Ajuga iva*, *Teucrium scordioides*, *Teucrium marum* et *Teucrium polium*, *Brunella hyssopifolia*), sont plus spécialement amères, astringentes, toniques et fébrifuges.

Dans les acanthacées, on compte l'*Acanthus mollis*, à feuilles mucilagineuses et émollientes ; dans les verbénacées, le Gattilier (*Vitex agnus castus*) dont les feuilles et les fruits (de saveur poivrée) ont été très-faussement réputés antiaphrodisiaques ; dans les plantaginées, les *Plantago Cornuti* et *P. intermedia*, réputés astringents, les *Plantago psyllium* et *P. arenaria*, dont les graines doivent à leur fin mucilage diverses applications ; dans les plombaginées, les *Statice serotina*, *S. sinuata*, et l'*Armeria plantaginea*, bons astringents, le *Plumbago europæa*, vésicant et violent émétique ; dans les globulariées, le *Globularia alypum*, purgatif ; dans les chénopodées, l'*Atriplex halimus*, dont les feuilles sont alimentaires et les racines réputées efficaces contre les tranchées et les convulsions des enfants ; l'Ambroisie (*Chenopodium ambrosioides*), emménagogue ; le *Chenopodium Botrys*, plante incisive et pectorale ; la Camphrée (*Camphorosma monspeliaca*), recommandée dans l'asthme et la coqueluche ; les *Salicornia herbacea*, *fruticosa* et *macrostachya*, les *Suæda fruticosa*, *maritima* et *splendens*, les *Salsola Kali*, *Tragus* et *Soda*, dont on retire le carbonate de soude et quelques autres sels ; dans les daphnées, le *Daphne gnidium*, à écorce vésicante, le *Passerina Tartonrairo*, à racine purgative, le Laurier d'Apollon (*Laurus nobilis*), aromatique, riche en une matière grasse antirhumatismale; dans les santalacées, l'*Osyris alba*, dont les fruits passent pour antidyssentériques; dans les éléagnées, l'*Hippophae rhamnoides*, à écorce astringente et à baies acidules; dans les aristolochiées, les *Aristolochia rotunda* et *pistolochia*, emménagogues; dans les euphorbiacées, les *Euphorbia chamæsyce* et *massiliensis*, réputés utiles contre la morsure des scorpions, la gale, les dartres, etc., les *Euphorbia pithyusa, spinosa, myrsinites* et *nicœensis*, éméto-cathartiques; les *Mercurialis corsica* et *tomentosa*, purgatifs, le *Crozophora (Croton) tinctoria*, qui donne par fermentation le tournesol en drapeaux; dans les urticées, le *Parietaria lusitanica*, diurétique; le *Cannabis sativa indica* ou Chanvre à hachisch; dans les cupulifères, le *Quercus suber*, ou Chêne-liége, le *Q. coccifera* ou Chêne à cochenille; le *Q. ilex*, riche en tanin; dans les conifères, le *Juniperus Oxycedrus* ou Cadier; dans les gnétacées, le Raisin de mer (*Ephedra distachya*), dont les fruits sont usités dans les fièvres putrides et passent pour antidyssentériques.

Nous citerons encore dans la matière médicale de l'Algérie : le *Colchicum arenarium*, antigoutteux; le *Lilium candidum*, maturatif; le *Scilla maritima*, âcre et diurétique; le *Scilla hyacinthoides*, purgatif; les racines antiherpétiques de l'*Asphodelus ramosus;* celles diurétiques des *Asparagus maritimus* et *scaber;* le petit Houx (*Ruscus aculeatus*), aux racines diurétiques, aux baies laxatives et aux graines donnant, après avoir été torréfiées, une boisson excitante caféiforme ; le Laurier alexandrin (*R. hypoglossum*), employé aux mêmes usages que le précédent; l'Iris de Florence (*Iris florentina*), aux rhizomes à odeur de violette, âcres, diurétiques, purgatifs et servant à aromatiser certains vins dits de Bordeaux; l'*Iris fœtidissima*, éméto-cathartique, antihydropique, sternutatoire; le faux Hermodacte (*Hermodactylus tuberosus*), dont les tubercules, très-amylacés, paraissent jouir de propriétés laxatives ; les *Narcissia Tazetta, Polyanthos* et *odorus*, le *Polyanthos tuberosa*, aux

bulbes éméto-cathartiques, aux fleurs antispasmodiques ou
émétiques, suivant la dose ; la Scille blanche (*Pancratium maritimum* et *P. illyricum*), antihydropique et vomitive ; le faux
Salep (*Orchis provincialis* et *Ophrys lutea*), à tubercules analeptiques et aphrodisiaques ; le *Posidonia caulini* (*Kernera ocea-
nica*), dont les œgagropiles produits par le feutrage des dé-
bris fibro-vasculaires des feuilles donnent, après la torréfaction,
une poudre iodifère usitée contre la scrofule ; l'Algue des ver-
riers (*Zostera marina*), dont les longues feuilles sont utilisées dans
l'hygiène des enfants ; la Lentille d'eau (*Lemna minor*), usitée en
topique comme maturatif et contre les hernies des enfants,
mais dont la principale utilité est d'entrer dans l'alimentation
des jeunes faisans, canards, etc.; la Serpentaire (*Arum dracun-
culus*), les *Arum muscivorum* et *italicum*, à feuilles et rhizomes âcres, vomitifs à l'état frais ; le Souchet comestible (*Cyperus edulis*), dont les rhizomes amylacés et huileux sont
usités comme diurétiques, donnent des émulsions rafraîchissantes, et servent après torréfaction à préparer une sorte de
café; le *Cyperus olivaris* (*rotundus* D. C. non L.), réputé tonique,
stomachique et emménagogue ; les rhizomes antidyssentériques du *Scirpus Holoschœnus;* la Canne de Provence (*Arundo
donax*), dont les rhizomes sont très-usités comme antilai-
teux; le *Triticum junceum,* succédané du Chiendent (*T. repens*) ; l'*Ophioglossum lusitanicum* ou Herbe sans couture, estimé tonique et résolutif ; les *Asplenium obovatum* et *Adianthum nigrum*, le *Scolopendrium Hemionitis*, le *Pteris cretica*,
l'*Adianthum Capillus Veneris*, le *Chirlanthes* (*Adianthum*)
odora, autres fougères réputées vulnéraires, toniques et pectorales.

Il faut ajouter à ce qui précède les fruits des aurantiacés,
objet de cultures importantes, savoir : l'Orange (*Citrus aurantium*), le Citron (*C. limonium*), le Cédrat (*C. medica*), la Bi-
garrade (*C. vulgaris*) et la grosse Pamplemousse (*C. decumana*);
les Éponges, le Corail, la Cochenille, des Mylabres vésicants

comme la Cantharide et, parmi les espèces introduites et plus
ou moins naturalisées et cultivées :

Les Arachides (*Arachis hypogœa*), l'arbre à suif (*Eroton sebiferum*), le Cirier de la Louisiane (*Myrica cerifera*), l'Eupatoire
à indigo (*Eupatorium tinctorium*), les Frênes à manne (*Fraxinus ornus* et *rotundifolia*), le Néflier du Japon ou Bibacier
(*Eriobotrya japonica*), le Goyavier (*Psidium pyriferum*) et le
Jamlongue (*Sysigium jambolanum*), dont les fruits parfumés
sont légèrement stimulants; le Palmier à huile de Guinée (*Elais
guineensis*), le Vacouai (*Pandanus utilis*), les *Acacia Adansoni,
Verek, Seyal* et *nilotica*, qui donnent au Sénégal la Gomme
arabique; le Médicinier ou Pignon d'Inde (*Jatropha curcas*),
à graines purgatives; le Tamarinier (*Tamarindus indica*), à fruits
laxatifs; un Sébestier (*Cordia domestica*); le Figuier à caoutchouc
(*Ficus elastica*); le *Celastrus edulis*, à feuilles remplaçant le thé
chez les Arabes de l'Yémen; l'*Hibiscus abelmoschus*, qui donne
les graines d'Ambrette; le Vétyver (*Andropogon squarrosus*) et
le Patchouly (*Pogostemon Patchouly*); les *Aloe vulgaris spiralis*
et *lingua*, dont le suc desséché est un purgatif très-usité; les
Euphorbia antiquorum, officinarum et *canariensis*, qui produisent une cire-résine vésicante; le *Cyperus Papyrue*, le Lotos
(*Nelumbium speciosum*); le *Cassia marylandica*, à feuilles purgatives; le *Galega officinalis,* le *Zingiber officinale*, plus un
grand nombre de plantes médicinales introduites de France, et
à ce titre déjà mentionnées.

CHAPITRE III.

PRODUITS D'HISTOIRE NATURELLE MÉDICALE RAPPROCHÉS PAR GROUPES THÉRAPEUTIQUES.

Le rapprochement des objets de la matière médicale d'après
leurs propriétés thérapeutiques ferait bien apprécier le degré
de richesse de l'Exposition universelle pour chaque classe d'a-
gents naturels; mais ce travail, incontestablement utile, nous
entraînerait à de fréquentes répétitions de noms, la même sub-

stance ayant souvent droit de figurer, par la multiplicité de ses effets, dans plusieurs groupes. Cette revue, déjà longue, se trouverait ainsi considérablement étendue. Aussi nous contenterons-nous, dans ce qui suit, de ne relever, dans les sujets cités, que les principales, les plus caractéristiques de leurs propriétés ; encore passerons-nous sous silence le très-grand nombre de matières dont les vertus médicinales n'ont pas une notoriété suffisante pour qu'on les puisse regarder comme des types de classes thérapeutiques. On verra, du reste, que même avec toutes ces restrictions et éliminations, il n'est pas une classe importante de médicaments qui ne fût convenablement ou même largement représentée à l'Exposition.

Altérants. — Les médicaments altérants ou substitutifs sont essentiellement de nature minérale. Il en est un toutefois, et des plus importants, l'iode, que la chimie demande aux règnes végétal et animal, en lesquels il se concentre au milieu des eaux de la mer, et d'où on le retire, après la destruction, par incinération, de sa gangue organique. Or, les Éponges, et surtout les espèces de *Laminaria* et de *Fucus* les plus riches en iode ont été cités plus haut (France et Algérie).

Amers et fébrifuges. — Les amers sont généralement fébrifuges ou antipériodiques, et *vice versâ ;* on ne peut donc les séparer ; nous en dirons autant des amers et des toniques. Cette classe importante était représentée notamment par les plantes qui suivent :

Quinquinas (*Cinchonæ spec.*), le plus sûr des fébrifuges ;

Variolaria amara, dit antipériodique indigène (Bouloumié).

Persil, donnant l'Apiol (Joret et Homolle) ;

Écorce de Marronnier, fournissant l'Esculine (Mouchon et Vicaire) ;

Écorce de Houx (*Ilex aquifolium*), peut-être le meilleur des antipériodiques indigènes ;

Écorce de Tulipier (*Liriodendron tulipifera*) ;

Chardon bénit (*Cnicus benedictus*), donne le Cnisin (Nativelle);

Racine de grande Gentiane (*Gentiana lutea*);

Petite Centaurée (*Erythrœa Centaurium*);

Absinthe (*Artemisia Absinthium*);

Germandrée et ses congénères (*Teucrii spec.*);

Racine de *Berberis vulgaris*, donnant la Berbérine; que le docteur Piorry estime à l'égal de la quinine;

Bois de *Quassia amara*, écorce de *Simaruba officinalis* et de *Carapa* de Cayenne;

Racine de Colombo (*Cocculus palmatus*);

Écorces de *Melaleuca leucadendrun*, du *Barringtonia racemosa*, du Margosier (*Azadirachta*) et du *Toddalia aculeata* de l'Inde;

Racine, écorce et feuilles du *Toddalia paniculata* de la Réunion;

Guarana et graines du *Paullinia sorbilis* du Para et du Brésil;

Mikania officinalis du Brésil;

Écorce de Caïlcedra (*Khaya senegalensis*) du Sénégal;

Écorce de Copalchi (*Croton pseudochina*) du Mexique.

Anthelminthiques.— On comptait parmi les tœnifuges proprement dits :

Le Kousso (*Brayera anthelminthica* et l'écorce de Musenna (*Albizzia anthelminthica*), tous deux d'Abyssinie;

L'écorce de racine de Grenadier (*Punica granatum*), les rhizomes de Fougère mâle (*Nephrodium filix-mas*) et la graine de Courge (*Cucurbita maxima*), indigènes.

Les vermifuges ordinaires étaient nombreux; nous avons remarqué notamment :

Les semences d'Angelin (*Andirœ spec.*) du Brésil;

Les Semen-contra d'Alep, d'Afrique et de France, petits capitules floraux de divers *Artemisia;*

La Mousse de Corse (Fucacées diverses);

La Tanaisie (*Tanacetum vulgare*);

L'Absinthe maritime, la petite et la grande Absinthe, l'A-brotanum ou Citronelle, et l'Aurone petit cyprès, espèces du genre *Artemisia ;*

L'*Alangium decapetalum* des Indes, les feuilles et racines du Henné, les graines du Papayer, usitées à la Réunion et à la Guadeloupe, la racine du *Viola ipecacuanha* de la Guyanne, le *Sarracenia purpurea* de l'Amérique du Nord, donné aussi contre la variole ;

La Spigélie du Brésil ou Brinvilliers (*Spigelia anthelmia*) et la Spigélie du Maryland (*S. marylandica*), vermifuges sûrs, mais d'un emploi dangereux ;

Le *Dolichos Soja*, dont l'action spéciale paraît due à ses poils qui blessent et tuent les vers ;

L'Ail (*Allium sativum*) ;

L'Assa fœtida (*Ferula Asa fœtida*) ;

La Rue (*Ruta graveolens*), et une foule d'autres produits énumérés précédemment en nous occupant des pays qui les fournissent.

Disons en terminant que la thérapeutique possède d'assez bons anthelminthiques pour qu'il lui reste peu à désirer à cet égard, si ce n'est au point de vue de l'isolement des principes actifs ; ce désideratum est signalé aux chimistes.

Antidyssentériques, astringents. — Ces deux types théra-peutiques peuvent être réunis, les astringents étant antidyssen-tériques par cela même qu'ils possèdent les qualités astrin-gentes. Les fruits acidules et certaines plantes riches en fécule peuvent aussi figurer parmi les antidyssentériques, ainsi que des purgatifs agissant comme substitutifs.

Tous ces agents médicamenteux étaient représentées par de nombreux spécimens, surtout dans les collections venues des pays chauds, où le remède a été providentiellement mis à côté du mal ; nous citerons :

Les Cachous d'Arec (*Areca Cathecu*) et d'Acacia (*Acacia Cathecu*) envoyés par la Cochinchine, les Indes, etc.

Les Kinos de Gambie (*Pterocarpus senegalensis*), de l'Inde (*P. marsupium*), de la Jamaïque (*Coccoloba uvifera*) et de la Nouvelle-Hollande (*Eucalyptus globulifera*) ;

Le Sang-Dragon (*Calamus Draco*) des Moluques et des Indes ;

Le Monesia ou Buranhem, extrait retiré de l'écorce d'une sapotée du Brésil (*Chrysophyllum glycyphlœum*) ;

Le Barbatimaô (*Acacia adstringens*), écorce dite de jeunesse ou de virginité, usitée par les Brésiliens pour la cure des hernies ;

Le Guarana (*Paullinia sorbilis*), déjà cité comme antipériodique ;

Les racines de Guenoudeck (*Celastrus senegalensis*) ;

Celles de Ratanhia (*Krameria triandra*) du Pérou ;

Le Colombo (*Cocculus palmatus*) des Indes, du Malabar, de l'Afrique orientale ;

L'Ipécacuana (*Cephœlis Ipecacuanha*) du Brésil, bon antidyssentérique, quoique peu astringent ;

Le Simarouba (*Quassia Simaruba*) de Cayenne ;

l'écorce d'un *Sterculia* de Cochinchine ;

L'*Euphorbia hypericifolia* de l'Inde ;

Les fruits du *Spondias mombin* de la Martinique ;

Les fruits et les feuilles du Baobab du Sénégal (*Adansonia digitata*) ;

Les fruits, les feuilles et l'écorce du Goyavier (*Psidium pyriferum*), ou poirier des tropiques ;

Les fruits des *Acacia nilotica*, *Verek*, etc., plus un grand nombre de substances citées dans la revue des plantes médicinales par régions.

Parmi les astringents et antidyssentériques indigènes représentés à l'Exposition, nous signalerons :

Le Malacorium ou écorce de la Grenade (*Punica granatum*) ;

L'écorce de plusieurs Chênes (*Quercus sessiliflora, Q. pedonculata, Q. tozza, Q. ilex*) ;

Les Noix de galle du Levant et d'Algérie ;

Les racines de Bistorte (*Polygonum Bistorta*), de Benoîte (*Geum urbanum*), de Filipendule (*Spiræa Filipendula*), de Fraisier (*Fragaria vesca*) et de Tormentille (*Tormentilla erecta*);

L'Aigremoine (*Agrimonia eupatoria*); l'Anserine (*Potentilla anserina*), l'Argentine (*P. argentea*), la Quintefeuille (*P. reptum*), les Plantains (*Plantago major, media, lanceolata*); les Ronces (*Rubus fruticosus-cœsius*), la Salicaire (*Lythrum Salicaria*), l'Aunée des marais (*Inula dyssenterica*), le raisin d'ours (*Arbutus uva ursi*); le Bedeguar, sorte de galle du *Rosa canina*, produite par la piqûre du *Cynips rosæ*; les fleurs de la rose de Provins (*Rosa gallica*);

Les fruits, nommés cynorrhodons, du *Rosa canina* et d'espèces voisines; ceux du Coignassier (*Pyrus Cydonia*) et du Grenadier (*Punica Granatum*), desquels on pourrait rapprocher tous nos fruits acidules et tempérants.

Antispasmodiques. — On en compte deux classes : les narcotiques que nous ne ferons que mentionner ici; les antispasmodiques proprement dits, substances aromatiques, ayant souvent un arome fétide. On comptait parmi celles-ci :

Le Gui de chêne (*Viscum album*) et le Gui du Genevrier cadier (*Arceuthobium oxycedri*) de la France méridionale et d'Algérie;

Les Caille-lait blanc (*Galium mollugo*) et jaune (*Galium lateum, G. laterale*);

Le *Cotyledon umbilicus* des rochers granitiques de Normandie et de Bretagne.

A côté de ces antispasmodiques, plus spécialement réputés utiles contre l'épilepsie, on trouve :

L'Armoise (*Artemisia vulgaris*) et l'Absinthe (*A. Absinthium*);

Le Safran du Gâtinais (*Crocus sativus*);

Les fleurs d'Oranger (*Citrus aurantium, C. vulgaris*) et de Tilleul (*Tilia platyphylla* et *T. argentea*);

Les racines de Valériane officinale (*Valeriana officinalis*), de grande Valériane (*V. phu*), de Nard celtique des Alpes (*V. celtica*), de Nard indien ou Spicanard (*Nardostachys jatamansi*), et le Nard du Gange ou Radicant de l'Inde (*Nardostachys spec.* ?) ; les racines de Serpentaire de Virginie (*Aristolochia serpentaria*) et de notre Sélin des prés (*Peucedanum palustre*) ;

Les Camphres du Japon (*Laurus camphora*) et de Bornéo (*Dryobalanops camphora*) ;

Les gommes-résines fétides des ombellifères, savoir l'Assa fœtida (*Ferula Asa fœtida*), le Galbanum (*Ferula Galbanifera*), la Gomme ammoniaque (*Dorema ammoniacum*), l'Opoponax (*Opoponax chironium*), et le Sagapenum (*Ferula persica*) ;

Les Musc tonkin et kabardin (*Moschus moschiferus*), les Castoreum du Canada et de Sibérie (*Castor fiber*), l'Ambre gris, concrétion du cachalot (*Physeter macrocephalus*) et la corne de Cerf (*Cervus elaphus*), base de l'esprit fétide, de l'huile empyreumatique et d'un sel volatil autrefois antispasmodiques renommés.

A la suite des antispasmodiques, citons les médicaments *cyaniques*, savoir :

Les feuilles du Laurier-cerise (*Cerasus lauro-cerasus*), les fleurs de Pêcher (*Persica vulgaris*), les Amandes amères (*Amygdalus communis amara*).

Antiscorbutiques. — Les astringents, les amers et les stimulants sont en général antiscorbutiques ; mais nous limitons, pour éviter des redites, cette classe d'agents médicamenteux aux plantes pourvues d'une saveur piquante due à une huile essentielle sulfo-azotée. Dans ces dernières, on pouvait encore compter :

La racine de Raifort (*Cochlearia armorica*) ;

Le Cochlearia (*C. officinalis*) ;

Le Cresson (*Nasturtium officinale*), provenant des sources

iodo-ferrées de Duvy-en-Valois ; le (*Senebiera pinnatifida*), etc. ;

Les câpres ou boutons du Câprier (*Capparis spinosa*) et des spécimens secs de plusieurs autres capparidées (*Cleome, Polanisia*), usités au Pérou, au Mexique, au Brésil et aux Indes ;

Les feuilles, les fleurs et les fruits de la Capucine (*Tropœolum majus*), plante du Pérou aujourd'hui cultivée dans tous nos jardins ;

Le Cresson fleuri (*Limnanthes Douglasii*) de l'Amérique du Nord, cultivé aussi en Europe comme plante ornementale et antiscorbutique ;

Plus, un certain nombre de crucifères indigènes que le Cresson et le Cochlearia ont fait oublier.

Il est digne de remarque que l'huile sulfo-azotée des crucifères, qu'on a cru longtemps être un attribut exclusif des plantes de cette famille, se retrouve dans les capparidées et les tropéolées, antiscorbutiques des terres chaudes, et dans les limnanthées de l'Amérique septentrionale.

Antisyphilitiques, sudorifiques, dépuratifs. — Cette classe thérapeutique se compose d'altérants minéraux (mercure, iode, etc.) et d'un certain nombre de végétaux, parmi lesquels on comptait les suivants :

Les Salsepareilles (*Smilax sarsaparilla*, *S. officinalis*, *S. syphilitica*, etc.) du Brésil ou du Portugal, du Pérou, de la Jamaïque ou de Honduras, de la Vera-Cruz, caraque et de la Virginie ;

La Salsepareille indigène (*Smilax aspera* et *S. mauritanica* ;

Les fausses Salsepareilles de Cuba ou du Mexique (*Agave cubensis*) et d'Allemagne (*Carex arenaria*), communes sur nos dunes et dans les forêts de Compiègne, de Halatte, etc. ;

La Squine (*Smilax china*) du Japon et de Chine ;

Le Sassafras ou Pavarne (*Laurus sassafras*) de la Floride et du Brésil ;

Le bois, l'écorce et la résine de Gayac (*Guajacum officinale*) des Antilles ;

Le Mururé ou Mercure végétal des Brésiliens ;

Les racines de *Lobelia syphilitica* et *inflata*, le *Croton antisyphiliticum* du Brésil ;

Les feuilles de Joli-Cœur, pittosporée de l'île de la Réunion ;

Le Henné (*Lawsonia alba* ou *inermis*), célèbre Lythrariée d'Afrique, et le Guaco (*Mikania Guaco*), non moins réputé dans l'Amérique du Sud ;

Le baume de Copahu (*Copaifera officinalis*) du Brésil et de Cayenne ;

Le poivre Cubèbe (*Piper Cubeba* ou *Cubeba officinarum*) de Java, de l'Ile-de-France, de la Nouvelle-Guinée, etc.

Aphrodisiaques. — Les stimulants sont, en général, ainsi que les toniques, aphrodisiaques. Mais on compte plus spécialement comme tels, après le phosphore :

Les Cantharides (*Cantharis vesicatoria*) de France et d'Allemagne, le Carabe doré, les Grillons, l'Araignée, les Écrevisses, le Poulpe, la Sèche musquée, la tortue Caret, un Lézard (le Scinc officinal), les poissons, surtout les poissons cartilagineux (Raie, Squale), l'Ambre gris, si renommé chez les Orientaux, le Musc, le Castoreum, la Civette et les nids de l'hirondelle Salangane.

Et parmi les végétaux :

La Colocase des anciens (*Arum colocasia*), à laquelle les Égyptiens attribuaient des merveilles ;

Le Gin-Seng (*Panax quinquefolium*), très-réputé chez les Chinois, et le Ninsi (*Sium ninsi*), chez les Japonais ;

La Roquette (*Eruca sativa*), en grande faveur chez les seigneurs de l'époque féodale, aujourd'hui encore naturalisée sur les ruines de leurs châteaux (à la Roche-Guyon, etc.), et dont on a dit : *Excitat ad Venerem tardos Eruca maritos* ;

Le *Pothos* des Malais, le *Dracontium polyphyllum* du Japon, l'*Acorus aromaticus*, le Salep (*Orchis spec.*), la Vanille (*Vanilla aromatica*), la Truffe (*Tuber cibarium*), la Morille (*Morchella esculenta*) et l'Ognon (*A. cepa*), les baies de Genièvre (*Juniperus communis*), les feuilles de Sabine (*J. sabina*), d'un emploi aussi dangereux que celui des cantharides ; les somnités et l'huile d'Aspic (*Lavandula spica*), le Céleri (*Apium graveolens*);

Les fruits du Durion (*Durio zibethinus*), byttnériacée de l'Inde, ceux de l'Avocatier (*Laurus persea*), le Canang (*Unona longifolia* [?]) des Indes, le Macis, la Muscade, les Cannelles, les Girofles, la Badiane, les Poivres, le Bétel et les chaudes amomées (fruits d'Amome et de Cardamome, racines de Gingembre, Galanga, Zédoaire et Curcuma).

On pourrait encore rapporter aux aphrodisiaques, la Circée (*Circœa lutetiana*), qui entrait dans des philtres renommés, les Fèves (*Faba vulgaris*), dont Pythagore avait cru devoir défendre l'usage à ses disciples, et le fameux Dudaim de la Bible, demandé par Rachel à Lia, et représenté pour les uns par les bulbes de l'*Orchis sancta* ou du *Satyrium maculatum* de la Palestine, pour d'autres par le Salep, par les fruits du *Cucumis Dudaim* ou *odoratissimus* de l'Inde et de la Perse, par la Truffe, ou même, ce qui semblerait le plus improbable, si nous ne connaissions l'un des usages de l'*affion* (opium) en Orient, par les fruits narcotiques de la Mandragore.

Peut-être faudrait-il réunir ici les *antiaphrodisiaques*. Citons seulement, pour avoir bien à tort été considérés comme tels : la Pervenche, le *Vitex agnus castus* et le *Nymphœa*, plantes toniques ; et comme antiaphrodisiaques vrais, les semences *froides* de quelques cucurbitacées, et particulièrement le Café, dont nous faisons un si fréquent usage et qui excite le système nerveux, au détriment des autres organes. Oléarius (*Itinerar. persicum*, p. 578) raconte à ce sujet que la sultane, épouse du sophi Mahmoud Kasnins, voyant un jeune cheval qu'on se préparait à soumettre à une opération cruelle, dit (elle le savait par expérience) qu'il suffirait de lui donner du café.

Diurétiques. — Leur nombre est considérable, comme on a pu le voir à l'énumération des plantes par contrées ; nous rappellerons les suivants : .

La Digitale (*Digitalis purpurea*), la Scille (*Scilla maritima*), le Colchique (*Colchicum autumnale*), l'Ellébore blanc (*Veratrum album*), la Cévadille (*V. Sabadilla*), la seconde écorce de Sureau (*Sambucus nigra*), la Busserole ou raisin d'ours (*Arbutus uva ursi*), agents indigènes et énergiques (les premiers surtout), et, parmi les diurétiques, indigènes aussi, mais moins actifs que les précédents :

Les racines de Bugrane (*Ononis spinosa*), d'Asperge (*Asparagus officinalis*), de petit Houx (*Ruscus aculeatus*), d'Ache (*Apium graveolens*), de Persil (*A. petroselinum*), de Fenouil (*Fœniculum vulgare* et *F. officinale*), de Fraisier (*Fragaria vesca*), de Guimauve (*Athœa officinalis*) et de Chiendent (*Tricum repens, Cynodon dactylon*) ;

L'Hépatique (*Marchantia conica*), la Doradille (*Ceterach officinarum*), la Turquette (*Herniaria glabra*), la Pariétaire (*Parietaria officinalis*), la Bourrache (*Borrago officinalis*), la Buglosse (*Anchasa italica, A. officinalis*), la Saponaire (*Saponaria officinalis*), la Reine des prés (*Spirœa ulmaria*), les feuilles de Frêne (*Fraxinus excelsior*) ;

Les fleurs du Genêt (*Genista scoparia*), les queues de Cerise (*Cerasi spec.*), les fruits de Coqueret (*Physalis Alkekengi*), d'Orge (*Hordeum vulgare*), de Cumin (*Cuminum cyminum*), les graines de Lin (*Linum usitatissimum*), les térébenthines diverses de nos conifères.

On comptait au nombre des diurétiques exotiques : les racines de Cainça (*Chiococca anguifuga*) du Brésil, agent énergique, de Pareira brava (*Cissampelos pareira brava*), le Thé d'Apalaches (*Ilex vomitoria*) de l'Amérique du Nord, les graines du Sapotillier (*Sapota Achras*) des Antilles et de la Guyane, le baume de Copahu (*Copaifera officinalis*) de Cayenne, du Brésil, etc.

Emménagogues. — Parmi les agents thérapeutiques de cette classe, qui ont de nombreux points de contact avec les anti-spasmodiques et les aphrodisiaques, on remarquait :

La Sabine et la Rue, agents énergiques, le Castoreum, le Safran, le Seigle ergoté, l'Armoise, l'Absinthe, la Matricaire, les Aristoloches, la Cannelle, le Marrube blanc, les fleurs de Tilleul et de Camomille, les baies de Genièvre, la Myrrhe, l'Assa fœtida et les autres gommes-résines des ombellifères.

Émollients antiphlogistiques ou tempérants. — Les trois catégories d'émollients, savoir : les mucilagineux, les émulsifs et les acidules, ou plus spécialement les tempérants, étaient représentés :

Les premiers, par les Mauves (*Malva sylvestris* et *rotundifolia*), la Guimauve (*Athœa officinalis*), racines, feuilles et fleurs, la Ketmie (*Hibiscus syriacus*), la graine de Lin (*Linum usitatissimum*), les graines de Coing et de *Psyllium*, l'Orge (*Hordei spec.*), le gruau (*Avena sativa*), le Chiendent, le Carrageen (*Fucus crispus*), diverses Fécules, la Gomme arabique (*Acaciæ spec.*), le sucre de Lait, les Miels :

Les seconds, par les Amandes (*Amygdalus communis*) ;

Les troisièmes, par nos fruits acidules (Citrons, Oranges, Cerises, Fraises, Framboises, Groseilles, Pommes et Grenades).

Expectorants ou incisifs. — Cette classe, qui se recrute dans les excitants généraux et les balsamiques, était notamment représentée :

Par les racines d'Ipecacuana (*Cephœlis Ipecacuanha*), d'*Asarum*, de *Polygala senega*, d'Aunée (*Inula helenium*); par les bulbes de Scille (*Scilla maritima*) et de Colchique (*Colchicum autumnale*) ; par les rhizomes d'*Iris florentina*, d'*Acorus calamus*, de Gingembre (*Zingiber officinale*) et d'*Arum vulgare* ; par la Digitale, l'Hyssope, le *Marrubium album*, les Sauges (*Salvia officinalis* et *S. sclarea*), le Lierre terrestre (*Glechoma hederacea*) ; par les fleurs d'*Arnica montana*, de Bouillon blanc (*Verbascum thapsus*), de Coquelicot (*Papaver rhœas*), de Mauve (*Malva sylvestris*) , d'*Althœa officinalis*, de Violette (*Viola odorata*) et de Pied-de-Chat (*Antennaria dioica*); par les fruits d'Anis (*Pimpinella Anisum*), de Cumin (*Cuminum cyminum*), les dattes (*Phœnix dactylifera*), les figues (*Ficus carica*) et les Jujubes (*Zizyphus vulgaris*); par la Myrrhe (*Balsamodendron myrrha*), la Gomme ammoniaque (*Dorema ammoniacum*), la Térébenthine et le Goudron (*Pinus maritima*, etc.), les Baumes de la Mecque, du Pérou, de Tolu, le Benjoin et le Storax.

Hyposthénisants. — Dans cette classe d'agents thérapeutiques, qui se compose de sédatifs spéciaux du cœur, d'émollients, de diurétiques actifs, d'émétiques, de narcotiques, de sédatifs chauds, fétides ou balsamiques, et de cyaniques, nous avons pu compter un grand nombre de produits, parmi lesquels nous nous contenterons de mentionner les suivants :

Digitalis purpurea, Scilla maritima, Veratrum album, V. sabadilla, Colchicum autumnale, Asparagus officinalis (les jeunes pousses), *Cerasus laurocerasus, Amygdalus communis amara, Persica vulgaris*, le Musc, le Castoreum, l'Assa fœtida et les autres gommes résines, citées parmi les emménagogues, l'Opium et les solanées énumérées ci-après parmi les narcotiques.

Narcotiques. — Dans ce groupe, où les opiacés portent plus spécialement au sommeil, les solanées, les helléborées et les cannabinées au délire, tandis que les ombellifères exercent leur action sur la moelle épinière, nous citerons :

Une grande variété d'Opiums et de têtes de Pavot (*Papaver somniferum*), le Lactucarium d'Aubergier (*Lactuca scariola, L. virosa*), le Hachisch (*Cannabis sativa indica*), les racines, feuilles et baies de la Belladone (*Atropa belladona*), les racines et baies de la Mandragore (*A. mandragora*), les racines, feuilles et graines de la Jusquiame (*Hyoscyamus niger*), les f euilles et graines de la Pomme épineuse (*Datura stramonium*), le Tabac (*Nicotiana tabacum*), les racines et fleurs de Pivoine (*Pæonia officinalis*), l'Aconit (*Aconitum napellus*), la petite Ciguë, (*Æthusa Cynapium*), la grande Ciguë (*Conium maculatum*) la Ciguë vireuse ou aquatique (*Cicuta virosa*), l'OEnanthe safranée (*OEnanthe crocata*), la Phellandrie (*Phellandrium*) et l'*OEnanthe fistulosa*.

Purgatifs. — Les produits de cette classe étaient nombreux, comme on a pu le remarquer dans l'énumération des plantes par région ; nous ne rappellerons ici que les principaux d'entre eux :

Racines de Jalap vrai (*Exogonium purga*), de Jalap fusiforme (*Ipomœa orizabensis*), de Rhubarbes (*Rheum palmatum*) de Chine, de Moscovie et de Perse, de Rhapontic (*R. rhaponticum*), de Turbith (*Convolvulus turpethum*), de Mechoacan (*C. mechoacana*), de Soldanelle (*C. soldanella*), de *Batata de purga* du Brésil (*Ipomœa*), d'Ellébore blanc (*Veratrum album*), d'Ellébore noir (*Helleborus niger*) et de Bryone (*Bryonia alba*);

Rhizomes d'Iris de Florence (*Iris florentina*), d'Allemagne (*I. germanica*), fétide (*I. fœtida*) et des Marais (*I. pseudocorus*);

Bulbes de Tue-Loup ou Colchique (*Colchicum autumnale*) et de Scille (*Scilla maritima*);

Feuilles de Séné (*Senna acutifolia*, etc.), d'Arguel d'Arabie (*Cynanchum arguel*), de Baguenaudier (*Colutœa arborescens*), de *Coronilla emerus*; d'Herbe à pauvre homme (*Gratiola officinalis*), l'un de nos meilleurs purgatifs indigènes, de Lin purgatif (*Linun catharticum*), de Mercuriale (*Mercurialis annua*);

Fleurs de Colchique d'automne, de Pêcher (*Persica vulgaris*) de Roses pâles (*Rosa centifolia*) et de Violettes (*Viola odorata*);

Écorce (la seconde) de Sureau (*Sambucus nigra*), très-bon antihydropique ;

Fruits de Casse (*Cathartocarpus fistula*) du Brésil et des Antilles, de Coloquinte (*Cucumis Colocynthis*), de Concombre sauvage (*Ecbalium elaterium*), drastique dangereux, d'Hièble (*Sambucus ebulus*), de Nerprun (*Rhamnus catharticus*), de Tamarin (*Tamarindus indica*) et de Fusain (*Evonymus europœus*).

Graines de Colchique, d'Épurge (*Euphorbia lathyris*), de Ricin (*Ricinus communis*, *R. inermis*), de Pignon d'Inde (*Jatropha curcas*), de Médicinier (*J. multifida*) et de Tilly (*Croton tiglium*), la plus drastique des graines d'euphorbiacées.

L'Agaric blanc (*Polyporus laricis*), l'un de nos bons drastiques indigènes.

Les Aloès du Cap, Succotrin, etc., les Scammonées (*Convolvulus scammonia*), la Gomme-Gutte du Malabar (*Hebradendron cambogioides*), les Mannes de Calabre et de Sicile (*Fraxinus ornus* et *F. rotundifolia*), la résine de Jalap (*Exogonium purga*).

Stimulants. — Les stimulants ou excitants se confondent parfois avec les emménagogues et les aphrodisiaques; mais ils ont un cadre plus vaste, et ceux d'entre eux qui occupent la tête de la classe sont précisément caractérisés par une action spéciale sur le système cérébral, qu'ils excitent au profit des travaux de l'esprit et au détriment d'autres fonctions.

Tels sont, pour ne rien dire des alcooliques, le Café (*Coffea arabica*), dont nos Indes, la Guadeloupe, la Réunion, la Guyane et la Martinique sont insuffisantes à nous approvisionner, le Thé (*Thea sinensis*), le Maté ou Thé du Paraguay (*Ilex paraguariensis*), et le Coca du Pérou (*Erythroxylon coca*).

Avec ces chefs de file du groupe des stimulants, on voyait à l'Exposition :

Les racines d'Angélique (*Angelica archangelica*), de Fenouil (*Fœniculum officinale*), d'Ache et de Persil, de Serpentaire de Virginie (*Aristolochia serpentaria*), d'Aristoloche longue (*A. longa*), ronde (*A. rotunda*), petite (*A. pistolochia*) et clématite (*A. clematitis*), de Pyrèthre (*Pyrethrum officinale*), de Raifort (*Cochlearia armoracia*) et de *Dorstenia contra yerva*;

Les rhizomes d'*Acorus calamus*, de Galanga, de Gingembre, de Zédoaire, de Curcuma et d'Iris;

Les écorces de Cascarille (*Croton Cascarilla*) et des diverses Cannelles, les bois de Santal et d'Aloès;

Les feuilles de Bétel (*Piper Betle*), à la production desquelles la Cochinchine consacre déjà 500 hectares, de Matico (*P. angustifolium*), dont l'usage se répand en Europe, d'Angélique, de Livêche (*Ligusticum livesticum*), d'Absinthe grande et petite (*Artemisia absinthium, A. pontica*), d'Armoise (*A. vulgaris*), de Melilot (*Melilotus officinalis, M. cœrulea*), de Noyer (*Juglans regia*), de Mille-Feuilles (*Achillea millefolium*), de Persil (*Apium petroselinum*), de Cochlearia, de Cresson, de Roquette (*Eruca sativa*) et de fausse Roquette (*Diplotaxis tenuifolia, D. muralis*), de Vélar (*Sysimbrium officinale*), d'Alliaire officinale, d'Hypericum, de Rue et d'une foule de Labiées (Hyssope, Lavande, Romarin, Menthes, Sauges, Thym, Serpolet, Sarriettes, Dictame de Crète, Origan, Marjolaine, Basilic, Calament, Cataire, Teucrium polium et marum, etc.)

Les bourgeons de Pin (*Pinus sylvestris*) et de Sapin (*Abies excelsa, A. taxifolia*);

Les fleurs d'Arnica, de Camomille, de Stœchas, de Cresson du Para (*Spilanthes oleracea*); les boutons du Câprier, les stigmates du Safran;

Les fruits des ombellifères aromatiques (Angélique, Anis, Carvi, Cumin, Coriandre, Fenouil, etc.), des aurantiacées (écorces) de la Badiane, du Muscadier, des Cardamomes, du Laurier d'Apollon, de la Vanille, du Goyavier aromatique (*Psidium odoratum*), du Genevrier, du Noyer (le brou), du Piment enragé (*Capsicum annuum*) et des pipéracées (Piment Jamaïque, Poivre noir, Poivre long et Poivre cubèbe);

Les graines de Moutarde blanche (*Sinapis alba*) et de Moutarde noire (*S. nigra, S. arvensis*);

Le Musc, le Castoreum, la Civette et l'Ambre gris;

Les Baumes de la Mecque, du Pérou, de Tolu et du Canada, le Benjoin, l'Encens, la Myrrhe, l'huile de Cade, les Térébenthines et leurs annexes (Essence, Créosote, Goudron, Poix blanche, etc.), les Copahus et la Naphtaline.

Tétaniques. — Les agents de ce type thérapeutique ont une action spéciale sur la moelle épinière; ils donnent lieu à des contractions musculaires spasmodiques, brusques et passagères, suivies de rigidité tétanique.

Les principaux d'entre eux sont fournis par la famille des strychnées, savoir: la Noix vomique et l'écorce de fausse Angusture (*Strychnos nux vomica*), la fève de saint Ignace (*Strychnos ignatia*) et leurs principes actifs isolés (strychnine, brucine, igasurine).

On comptait encore, comme tétaniques secondaires: le Vératre blanc des Alpes et sa variété, le Vératre vert des États-Unis, les fruits du *Veratrum sabadilla* et le Colchique.

Vomitifs. — Les vomitifs ou émétiques étaient, comme les purgatifs, nombreux, beaucoup de plantes étant éméto-cathartiques; nous citerons parmi les plus importants:

L'Ipécacuana officinal ou annelé du Brésil (*Cœphœlis ipecacuanha*), qui tient la tête des vomitifs, comme le Quina, le Café, le Kousso, les Cantharides, occupent le premier rang parmi les fébrifuges, les stimulants du cerveau, les anthelminthiques et les vésicants; le Raicilla ou Ipecacuana strié du Pérou (*Psychotria emetica*), le Poaya do Campo ou Ipecacuana blanc (*Richardsonia brasiliensis*), l'Ipécacuana de la Guyane (*Ionidium itoubou*), les Ipécacuanas de l'Inde et de l'île de France (*Cynanchum ipecacuanha, C. tomentosum* et *C. vomitorium*), le *Spircea trifoliata*, le *Psoralea glandulosa* et l'*Euphorbia ipecacuanha* du Canada et des États-Unis, le *Periploca emetica* de l'Inde, le *Podophyllum peltatum* de la Caroline, l'*Asclepias curassavica*, et le Coca (*Ruellia tuberosa*) des Antilles.

La France exposait aussi un bon nombre de racines émétiques, entre lesquelles il faut citer, après celles du Cabaret ou Oreille d'homme (*Asarum europæum*), le meilleur de nos succédanés de l'Ipécacuana du Brésil, la Violette commune (*Viola odorata*), les *Euphorbia esula*, *E. dulcis*, etc., l'Ellébore noir, le Vératre et le Colchique, le *Trientalis europæa*, le *Cyclamen europæum*, les *Vincetoxicum officinale* et *nigrum*, la Bryone, la Parisette (*Paris quadrifolia*) et la Scille.

Mais la propriété vomitive, quoique étant un ordinaire attribut des racines, se retrouvait dans d'autres produits, tels que les feuilles de Gratiole et de Digitale, les fleurs de l'Arnica et du *Narcissus pseudo-narcissus*, les fruits de l'*Ilex vomitoria* (Thé des Apalaches), du Houx (*Ilex aquifolium*) et du Fusain (*Evonymus europæus*).

Vésicants. — Les vésicants ou épispastiques deviennent de simples rubéfiants, soit quand, énergiques, leur application est de peu de durée, soit en raison de leur plus faible action. On comptait dans les médicaments de ce type :

La Cantharide (*Cantharis vesicatoria*), le plus sûr et le plus usité des vésicants, le Mylabre de la chicorée (*Meloe cichoru*), le Mylabre de Tours (*M. variabilis*), dont le docteur Bretonneau faisait cas, le Ver de mai (*M. maialis*), le Scarabée (*M. proscarabæus*), et, parmi les vésicants végétaux :

Le Garou (*Daphne Gnidium*), si commun dans les lieux arides du midi de la France, et souvent préféré à la Cantharide, en raison de sa nullité d'action sur la vessie, le Bois gentil (*D. Mezereum*) de nos montagnes, la résine d'Euphorbe (*Euphorbia officinarum*, etc.), la Moutarde noire (*Sinapis nigra*), la graine et l'huile de Croton (*C. tiglium*), et un assez grand nombre de renonculacées (*Anemone, Clematis*, etc.), d'euphorbiacées, d'aroïdes et de pipéritées.

CHAPITRE IV.

RÉSUMÉ, ACCLIMATATION.

C'est avec une légitime satisfaction que nous pouvons nous reporter aux nombreuses listes de substances médicinales qui ont occupé les cases de l'Exposition. Là, en effet, étaient représentés tous les types thérapeutiques, depuis ces produits d'importance capitale sans lesquels la médecine serait un art inutile, jusqu'à leurs multiples succédanés, aux effets moins énergiques, mais qui chaque jour cependant sont employés et rendent les services les plus divers. A côté de plantes médicinales exotiques, qui parfois ne doivent la préférence dont elles sont l'objet, qu'au préjugé, à l'habitude prise, à cette disposition d'esprit qui fait rejeter ce qui est près pour ce qui vient de loin, étaient placées de nombreuses espèces indigènes, dont le rôle, aujourd'hui plus ou moins secondaire, prendra plus d'importance à mesure que les études thérapeutiques, déjà plus en faveur près des jeunes générations médicales que chez celles qui s'éteignent, se développeront davantage.

Parmi les nombreuses plantes médicinales venues des pays les plus divers et appropriées aux maladies les plus variées, quelques-unes, dans chaque classe médicamenteuse, dépassent grandement les autres par la sûreté de leurs effets, ou tout au moins par la recherche et la consommation dont elles sont l'objet.

De là deux catégories de plantes qui intéressent très-diversement l'acclimatation : celles d'ordre secondaire et dont on a peu ou point d'avantages à accroître la diffusion ; celles de première importance, dont le commerce se chiffre par centaines de millions, et dont nous pouvons avoir le plus grand intérêt à agrandir la zone de production.

C'est que, en effet, pour les produits naturels de grande consommation, nous sommes en général tributaires de l'étranger, la Gomme seule nous étant fournie par les colonies du Sénégal. Mais ce n'est pas seulement pour nous affranchir du tribut payé à l'étranger que nous devons chercher à produire les agents médicamenteux de première nécessité ; c'est aussi pour la sécurité et la garantie de nos approvisionnements. On n'a pas oublié la disette de la matière médicale à l'époque des guerres du premier empire, la rareté de l'approvisionnement en Jalap pendant la guerre du Mexique, qui détournait les Indiens de la récolte, et l'on sait qu'en raison d'une exploitation inintelligente et de l'étendue des besoins, les forêts de Quinquina s'épuisent au Pérou. Des réserves de la précieuse écorce existent sans doute en Bolivie et dans la Nouvelle-Grenade, mais ces nouvelles mines seront-elles plus inépuisables ?

La naturalisation des espèces médicinales les plus importantes, utile pour nous affranchir de tributs, est donc nécessaire pour assurer notre marché contre l'état de guerre ou de troubles, et surtout contre l'épuisement des ressources naturelles.

Il est d'ailleurs évident que la naturalisation ne devra être tentée que dans des conditions de rémunération probable, ce qui exclut tout d'abord des essais bon nombre de plantes médicinales, importantes sans doute, mais dont la production par la culture ne saurait entrer en lutte avec celle que donne la nature sauvage, sans autres frais que la récolte par des peuplades habituées à se contenter d'une modique rétribution. C'est ainsi qu'on peut douter du succès des essais de culture dont sont l'objet le Jalap et la Rhubarbe, plantes dont les racines n'acquièrent leur valeur qu'après un assez grand nombre d'années de végétation, et qui se donnent d'elles-mêmes, sans que les sources d'approvisionnement courent le risque d'être jamais taries, les premières aux pauvres Indiens du Mexique, les secondes aux sobres paysans de la Chine. On peut en dire autant de la Salsepareille et de l'Ipécacuana, qui abondent dans les terres basses du golfe du Mexique et du Brésil. C'est comme si nous demandions à la culture la Gentiane jaune, qui se prodigue sur les croupes gazonnées, des montagnes du centre de la France, des Alpes, etc., et qui a pour réserve la *Gentiana Burseri*, espèce voisine et de propriétés identiques, commune sur les Pyrénées.

Sans doute le gouvernement pourra, dans un intérêt public, aider à l'acclimatation d'une plante importante et menacée de disparaître comme le Quinquina, soit par des primes, soit même en donnant l'exemple par de premiers essais à ses frais, comme le font l'Angleterre dans les Indes, et la Hollande dans les îles de la Sonde ; mais ce sera, en somme, l'industrie privée qui devra faire, à cet égard, en choisissant les conditions où elle opérera avec le plus d'avantages, la plus grosse et la meilleure besogne.

Un mot sur les conditions auxquelles devront, sous peine de déceptions probables, satisfaire les entreprises d'acclimatation ou de naturalisation.

Comme, en somme, les végétaux ne s'acclimatent pas à proprement dire, c'est-à-dire ne modifient ni leur organisation ni leurs aptitudes pour résister à un climat qui n'est pas le leur, il est de toute évidence qu'il faut avant tout, dans les essais à entreprendre, rechercher des conditions climatologiques aussi rapprochées que possible de celles dans lesquelles la plante vit à l'état sauvage. On pourra se tromper dans la recherche et l'appréciation d'un climat, comme il sera possible d'y réussir, en s'attachant aux considérations de latitude, d'altitude, d'orientation, d'humidité de l'air et du sol, etc.

Mais si le climat suffit à bon nombre de plantes pour assurer leur naturalisation, il en est d'autres qui demandent impérieusement, en outre, des conditions de sol. Pour celles-ci la nature calcaire ou siliceuse du terrain sera une question de vie ou de mort.

Voici d'ailleurs, suivant M. Boussingault, l'illustre voyageur et chimiste agronome, dont l'opinion doit, à notre avis, faire loi dans la transplantation d'une espèce sur une terre étrangère, à quels signes on reconnaîtra que l'endroit choisi pour la naturalisation de cette espèce réunit les conditions probables de succès.

Il y a toute probabilité que la naturalisation réussira si, dans la contrée où l'on se propose de l'opérer, vivent à l'état sauvage des plantes de la même famille naturelle que celles à naturaliser.

En l'absence d'espèces analogues à celles à que l'on veut transplanter, on recherchera si dans les deux contrées, celle d'où est tirée la plante à naturaliser et celle où cette dernière doit être introduite, ne vivent pas du moins quelques espèces communes.

Dans l'un ou l'autre de ces cas, on en saura plus sur le climat, dont la végétation peut être considérée comme la résultante, que par les études les plus longues et les plus approfondies.

Je ferai une seule remarque, c'est que l'appréciation des analogues de végétation devra être faite d'une façon judicieuse. On s'exposerait à de graves mécomptes si les observations n'étaient pas établies sur d'exactes notions botaniques. C'est ainsi que devaient réussir en Europe, où croissent à l'état sauvage le Cerisier et le Prunier, le Pêcher et l'Abricotier de la Perse et de l'Arménie, qui, comme les premiers, sont des rosacées drupacées ; que l'*Artemisia absinthium* devait se naturaliser sur nos côtes, où croissent les *artemisia maritima*, *A. campestris*, etc.; et qu'au contraire devait échouer dans la plaine de la Mitidja la culture du Quinquina, regardée à tort comme possible par un chirurgien de l'armée d'Afrique, sur la seule donnée que, dans cette contrée, croissent des *Rubia* et des *gallium*, rubiacées étoilées, tandis que les *Cinchona* appartiennent au type très-éloigné des rubiacées-cinchonées.

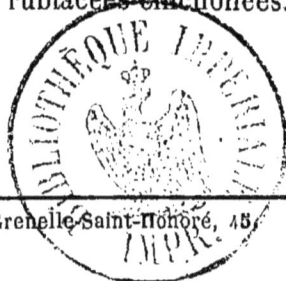

Paris. — Imp. Paul Dupont, rue de Grenelle-Saint-Honoré, 45.